W0254688

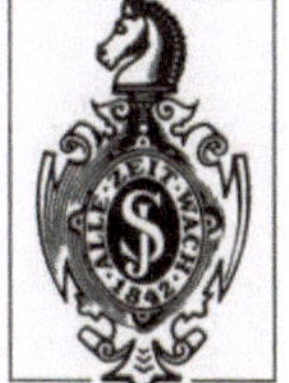

Maria Severin

Perforierende Keratoplastik

Differentialdiagnose und Therapie postoperativer Komplikationen

Ein Atlas

Mit 73 Farbabbildungen
in 141 Einzeldarstellungen

Springer-Verlag
Berlin Heidelberg GmbH

Dr. med. Maria Severin
Oberärztin
Klinik und Poliklinik für Augenheilkunde
der Universität zu Köln
Joseph-Stelzmann-Straße 9
D-50931 Köln

ISBN 978-3-642-79007-2   ISBN 978-3-642-79006-5 (eBook)
DOI 10.1007/978-3-642-79006-5

Die Deutsche Bibliothek – CIP-Einheitsaufnahme
Severin, Maria:
Perforierende Keratoplastik: Differentialdiagnose und Therapie
postoperativer Komplikationen – Ein Atlas.
Geleitw. von H. Neubauer / G. K. Krieglstein. – Berlin; Heidelberg; New York;
London; Paris; Tokyo; Hong Kong; Barcelona; Budapest: Springer, 1994
ISBN 978-3-642-79007-2

Die Wiedergabe von Gebrauchsnamen, Handelsnamen, Warenbezeichnungen usw. in diesem Werk berechtigt auch ohne besondere Kennzeichnung nicht zu der Annahme, daß solche Namen im Sinne der Warenzeichen- und Markenschutz-Gesetzgebung als frei zu betrachten wären und daher von jedermann benutzt werden dürften.

Produkthaftung: Für Angaben über Dosierungsanweisungen und Applikationsformen kann vom Verlag keine Gewähr übernommen werden. Derartige Angaben müssen vom jeweiligen Anwender im Einzelfall anhand anderer Literaturstellen auf ihre Richtigkeit überprüft werden.

Herstellung: Bernd Stoll, Heidelberg
Einbandgestaltung: Erich Kirchner, Heidelberg
Reproduktionen: HBM Print PTE LTD, Singapur
Datenkonvertierung: Mitterweger GmbH, Plankstadt

SPIN: 10425862   25/3130-5 4 3 2 1 0 – Gedruckt auf säurefreiem Papier

Geleitwort

Bei einer Keratoplastik hat der Erfolg viele Voraussetzungen: z.B. geeignetes Spendergewebe, eine schonende Entnahme von Spenderauge und Spenderhornhaut, eventuell eine geeignete Kurzzeitkonservierung, eine atraumatische Transplantationstechnik unter Einsatz eines modernen Trepanationsinstrumentariums wie auch eine problemorientierte, perioperative Pharmakotherapie. All dies trägt zum unmittelbaren Operationserfolg bei. Für den langfristigen Transplantationserfolg entscheidender – und damit für den Patienten bedeutsamer – ist jedoch das frühzeitige Erkennen von immunogenen und nichtimmunogenen Komplikationen ab dem Zeitpunkt der Entlassung des Patienten aus der stationären Behandlung.

Angesichts der vielfältigen Wechselwirkungen zwischen Empfängerauge und Spenderhornhaut gibt es ein komplexes Spektrum von Risiken und Komplikationen. Konsequentes Handeln, orientiert an der Pathophysiologie des zugrundeliegenden Problems, kann in vielen Fällen den zunächst guten Transplantationserfolg bewahren helfen. Insbesondere hierzu soll das vorliegende Buch einen wichtigen Beitrag leisten.

In Anbetracht exzellenter Publikationen zur Operationstechnik und zu den Fortschritten in der Operationstechnologie wurde auf die Darstellung dieser Bereiche bewußt verzichtet. In prägnanter und überschaubarer Untergliederung wird vielmehr ein umfassender Bogen über die möglichen Komplikationen nach Keratoplastik gespannt. Einem kurzen Textteil, der nur die für Diagnostik und Therapie wesentlichen Informationen enthält, schließt sich jeweils eine Serie instruktiver klinischer Bilder an. Die Darstellung der möglichen Komplikationen berücksichtigt die betroffenen Strukturen mit differentialdiagnostischer Abgrenzung; kritisch ausgewählte Sekundärliteratur erleichtert eine weitergehende Orientierung.

Spezielle Kapitel über Rezidive der Grunderkrankungen, die Anlaß zur Hornhautübertragung waren, über den Problembereich des Sekundärglaukoms nach Keratoplastik sowie über seltenere Spätkomplikationen runden den weiten Bereich der Probleme ab, welche die Nachsorge des Keratoplastikpatienten schwierig gestalten können. Ein letztes Kapitel zur Therapie zeigt, daß Behandlungsnihilismus selten gerechtfertigt ist.

Somit spiegelt dieses Buch in eindrucksvoller Weise eine viele Jahre gelebte chirurgische Erfahrung wider und vermittelt sie jüngeren Operateuren und vielen Kolleginnen und Kollegen, welche die Betreuung der Patienten mittragen.

Da der Schlüssel für eine langfristige visuelle Rehabilitation des Keratoplastikpatienten im hier aufbereiteten Wissen liegt, wünschen wir diesem Buch eine möglichst große Verbreitung.

Wir möchten dieses Geleitwort nicht schließen ohne ein Wort des Dankes der Universitäts-Augenklinik zu Köln an die Autorin für die langjährige Führung unserer Keratoplastiksprechstunde; dies sei auch im Namen der Patienten gesagt, denen ihre sachverständige Betreuung zugute kam.

Köln, im August 1994

Hellmut Neubauer   *Günter K. Krieglstein*

Vorwort

Unseren Erfahrungen auf dem Gebiet der Hornhauttransplantation liegen 1761 Operationen zugrunde, die seit 1974 an der Kölner Klinik durchgeführt wurden. 1977 haben wir unter der Leitung von Herrn *Prof. Dr. Hellmut Neubauer* damit begonnen, eine systematische postoperative Kontrolle der Problempatienten in einer Spezialambulanz aufzubauen.

Es entwickelte sich eine gute Zusammenarbeit zwischen der Klinik und den praktizierenden Augenärzten; dafür sind wir diesen zu besonderem Dank verpflichtet.

Während der langen Zusammenarbeit kam eine große fotografische Sammlung von verschiedenen Stadien der möglichen Komplikationen vor und nach Therapie zustande. Im vorliegenden Atlas sind Beispiele aus diesem Bildmaterial unter didaktischen Gesichtspunkten zusammengestellt. Das Buch soll dem Leser eine schnelle Orientierung über Diagnose, Differentialdiagnose und Therapie ermöglichen.

Zahlreichen Assistentinnen und Assistenten der Klinik habe ich für ihre periodische, stets engagierte Mitarbeit zu danken. Mein besonderer Dank gilt Frau *Ilse Fischer* für ihre aufopfernde Hilfe bei der Auswahl und Vorbereitung der Abbildungen. Frau *Heimke Bücken* danke ich für ihre stets rasche Beschaffung spezieller Literatur.

Herr *Michael Heidel* gab wesentliche informative Anregungen, die meine Arbeit erleichterten.

Herrn *Prof. Dr. Bernd Kirchhof* danke ich für die sorgfältige kritische Durchsicht des Manuskripts und viele hilfreiche Vorschläge.

Meine Leser möchte ich bitten, mir eventuelle Mängel und Fehler mitzuteilen.

Köln, im August 1994

Maria Severin

Inhaltsverzeichnis

1 Einleitung

Den Komplikationen nach Keratoplastik liegen verschiedene Pathomechanismen zugrunde. Abhängig von der präoperativen Diagnose stehen immunologische oder auch nichtimmunologische Probleme im Vordergrund. Sie können gleichzeitig auftreten und sich wechselseitig beeinflussen. Klinisch ähnliche Bilder erfordern genaue, gelegentlich schwierige differentialdiagnostische Überlegungen. Die sich hieraus ergebende und rechtzeitig einsetzende Therapie kann über den weiteren Verlauf und die endgültige Prognose entscheiden.

Deshalb soll versucht werden, das klinische Bild der Komplikationen nach Keratoplastik vollständig darzustellen. Da die Differentialdiagnose wesentlich ist, werden die pathologischen Veränderungen entsprechend ihrer Lage im Transplantat in den einzelnen Hornhautschichten einander gegenübergestellt. Die Überlegungen, welcher Pathomechanismus im Vordergrund steht, entscheiden über die Richtlinien der Therapie. Die Grundlagen der Therapie werden im Zusammenhang dargestellt.

Die wesentlichen Ursachen, die zu einem Transplantatversagen führen können, sind

- die Immunreaktion,
- nichtimmunologische Oberflächenveränderungen,
- das Glaukom,
- das Rezidiv der Grunderkrankung.

1.1 Immunologische Transplantatschäden

Mit besserer Kenntnis der immunologischen Vorgänge, intensiverer Immunosuppression und Verwendung von typisiertem Material nimmt die Zahl der immunologischen Reaktionen ab. Trotzdem kann man davon ausgehen, daß die Immunreaktion als primäre Reaktion oder auch als Folge anderer pathologischer Prozesse die häufigste Ursache eines Transplantatversagens ist [15, 18, 20, 30, 51, 57, 63].

1.1.1 Literaturübersicht

Von *Paufique et al.* [47] wurde das Transplantatversagen 1948 erstmals beschrieben und als „maladie du greffon" bezeichnet. Als Ursache wurde von ihnen eine Allergie angenommen. Die 1951 von *Maumenee* [43] durchgeführten tierexperimentellen Untersuchungen zeigten, daß beim Kaninchen eine Empfänger-Spender-Sensibilisierung zu einer Eintrübung des Transplantates führt. Diese Eintrübung konnte durch Anwendung von Kortison beeinflußt werden. 1969 zeigten *Khodadoust u. Silverstein* [33] anhand von Tierversuchen an Kaninchen, daß die einzelnen Hornhautschichten in charakteristischer Form von einer immunologischen Reaktion betroffen werden können. Die noch heute gültigen Kriterien einer epithelialen, stromalen und endothelialen immunologischen Reaktion wurden beschrieben [33, 34]. Die über das Transplantat wandernde Linie von zytotoxischen Lymphozyten wird seither als epitheliale bzw. endotheliale Khodadoust-Linie bezeichnet und als pathognomonisch für eine immunologische Reaktion gewertet.

In einem weiteren Tiermodell demonstrierten sie die Zerstörung des Endothels durch Injektion von sensibilisierten Lymphozyten in die Vorderkammer. Durch diese Experimente wurden die Spezifität des immunologischen Prozesses und die Wirkung der hierfür erforderlichen zytotoxischen Lymphozyten demonstriert. Im Gegensatz zu dem klinischen Bild der vom Rand des Transplantates ausgehenden wandernden Lymphozytenlinie wurde so die Pathogenese der diffusen Zerstörung des Endothels geklärt und damit eine zweite Form der endothelialen Immunreaktion nachgewiesen [35, 36, 64]. Ähnliche Ergebnisse brachten In-vitro-Studien [4]. Die beiden Erscheinungsformen der Endothelzerstörung durch eine zellgebundene immunologische Reaktion waren damit beschrieben.

Die bis dahin dargestellten typischen klinischen Bilder immunologischer Reaktionen am Hornhauttransplantat wurden ergänzt durch die Beobachtung von *Krachmer u. Alldredge* [40], die subepitheliale Infiltrate als eine leichte Form der Immunreaktion beschrieben.

1.1.2 Pathogenese

Bezüglich der Pathogenese der immunologisch bedingten Transplantateintrübung konzentriert sich die Diskussion in der Literatur der letzten Jahre auf die Bedeutung der Transplantationsantigene [6, 9, 19, 38, 44, 68].

Für den Ablauf der Immunreaktionen an der Hornhaut sind die Klasse 1- und Klasse 2-Antigene wesentlich. Die Klasse 1-Antigene, d.h. HLA-ABC werden in wechselnder Konzentration auf der Oberfläche aller kernhaltigen Zellen gefunden. Sie lassen sich nach Stimulierung durch Interferon auf dem Endothel nachweisen [48]. Die Klasse 2-Antigene, d.h. HLA-DR-Antigene, kommen in der normalen Hornhaut lediglich im Limbusbereich des Epithels vor, sowie limbusnahe im Stroma [23].

Die von Makrophagen abstammenden *Langerhans*-Zellen tragen Klasse 2-Antigene an der Oberfläche. Wesentlich ist die Tatsache, daß diese für die Immunreaktion sehr wichtigen *Langerhans*-Zellen mobil sind. Die stimulierte gerichtete Wanderung (Chemotaxis) wird offenbar durch pathologische Prozesse im Epithel gefördert. Dadurch kann es zu einer Verlagerung der *Langerhans*-Zellen von der Peripherie in das Zentrum kommen [46]. Als auslösende Ursache kommen schädigende Faktoren wie Entzündungszustände oder Traumen in Frage. Wesentlich ist weiterhin die experimentell gestützte Beobachtung, daß Interferon Gamma dazu führen kann, daß zusätzliche Klasse 2-Antigene auf epithelialen Zellen und auch auf endothelialen Zellen entstehen können [17, 19]. Die Zahl dieser Zellen erhöht sich durch Entzündung und Vaskularisation [72]. Beide Tatsachen – sowohl die mögliche Wanderung der *Langerhans*-Zellen, als auch die Neuausbildung von Klasse 2-Antigenen im Epithel und auf dem Endothel erklären, daß sich unter den Be-

dingungen der Entzündung das Antigenmuster ändern kann.

1974 wurde erstmals von *Gibbs et al.* [24] auf die klinische Bedeutung der HLA-Typisierung zur Verhinderung der Immunreaktionen nach Keratoplastik hingewiesen. Seither wurde diese Frage von zahlreichen Autoren aufgegriffen. Zunächst stand die Bedeutung der HLA 1- Antigene als Ursache der immunologischen Transplantatreaktion im Vordergrund [22, 24, 27, 58, 59, 67]. In der letzten Zeit wird von vielen Autoren die Wirkung der Klasse 2 Antigene diskutiert [3, 7, 12, 25, 30, 42, 46, 50, 66]. Die Beurteilung der Ergebnisse der HLA-Typisierung wird dadurch erschwert, daß die Langzeitkonservierung der Hornhaut in Organkultur zu einer Veränderung des Epithels und damit zu einer Immunmodifikation des Transplantates führen kann [31, 49]. In einer multizentrischen, prospektiven randomisierten Studie, durchgeführt in den USA, konnte keine Wirkung einer HLA-Typisierung nachgewiesen werden [13, 14]. Entsprechende Studien in Europa sind noch nicht abgeschlossen [28].

1.1.3 Disponierende Faktoren, prozentuale Häufigkeit

In zahlreichen Arbeiten werden die Disposition zu Immunreaktionen und ihre Prognose besprochen. Ohne Zweifel spielen hierbei die Rekeratoplastik, der große Transplantatdurchmesser und Entzündungen eine wesentliche Rolle [11, 27, 29, 38, 57, 61, 68, 70, 71]. Von der Mehrzahl der Autoren wird auch die vorbestehende Vaskularisation als auslösende Ursache einer Immunreaktion betrachtet. Von den entzündlichen Faktoren ist vor allem die Herpesinfektion wichtig [8, 20, 38, 56].

Nach Untersuchungen von *Polack* [52] und *Polack u. Binder* [54] hat die Festigkeit im Narbenbereich zwischen Empfänger- und Spenderhornhaut eine besondere Bedeutung für die Entstehung einer endothelialen Immunreaktion mit Khodadoust-Linie. Solange der Heilungsprozeß in diesem Grenzring nicht abgeschlossen ist, kann das typische Bild einer endothelialen Immunreaktion mit vom Randbereich ausgehender Lymphozytenfront entstehen. Diese sog. fokal-progressive Form der endothelialen Immunreaktion ist deshalb in den ersten Monaten nach der Keratoplastik zu erwarten. Jede Veränderung in die-

2

sem Bezirk, wie schlechte Wundadaptation, trophische Störungen oder auch Traumen, kann aber auch zu einem späteren Zeitpunkt Ursache einer fokal-progressiven Form der endothelialen Immunreaktion sein.

Zahlreiche Arbeiten beschäftigen sich mit der Häufigkeit der Immunreaktion. Dabei fällt auf, daß die Prozentzahlen schwanken (Tabelle 1.1). Hierfür gibt es Erklärungen:

1. Die Definition der endothelialen Immunreaktion ist nicht einheitlich. Leichte Formen der endothelialen Immunreaktion ohne Hornhautödem werden unterschiedlich eingeordnet.
2. Oberflächliche Immunreaktionen, wie die epitheliale Abstoßung und subepitheliale Infiltrate, können am reizfreien Auge – für den Patienten unbemerkt – ablaufen. Wie oft sie diagnostiziert werden, hängt damit u.a. von der Häufigkeit der augenärztlichen Kontrollen ab.
3. Der Prozentsatz der Immunreaktionen richtet sich nach der der Keratoplastik vorausgehenden Grunderkrankung. Bei Hornhauterkrankungen ohne zusätzliche Risikofaktoren (z.B. Keratokonus, Hornhautdystrophie, einfache Hornhautnarbe, Endotheldekompensation nach Linsenimplantation) tritt nur sehr selten eine irreversible Immunreaktion auf. Hieraus ergibt sich, daß ein Vergleich der Arbeiten nur dann möglich ist, wenn der Anteil der Immunreaktionen bezogen auf die einzelnen Diagnosegruppen angegeben wird.
4. Als ein sehr wesentlicher Faktor kommt hinzu, daß die Beobachtungszeit unterschiedlich lang ist. Um die Frage der Häufigkeit der Immunreaktionen zu beantworten, sollte eine Mindestkontrollzeit von 2 Jahren gefordert werden.

Tabelle 1.1. Irreversible Immunreaktion bezogen auf Gesamtkollektive

Autor(en)	Jahr	Häufigkeit	n
Thiel u. Manthey [65]	1980	23 %	100
Alldredge u. Krachmer [1]	1981	5,1 %	156
Arentsen [2]	1983	4,7 %	869
Sundmacher [62]	1985	13,0 %	168
Severin [60]	1986	13,1 %	236
Baun et al. [5]	1987	7,1 %	225
Pleyer et al. [51]	1990	3,8–36,7 % (je nach Risikofaktor)	740

1.1.3.1 Immunreaktion und beidseitige Keratoplastik

Da Keratoplastiken häufig beiderseits indiziert sind, stellt sich immer wieder die Frage, ob die Operation des zweiten Auges eine Immunreaktion am ersten Auge auslösen kann. *Khodadoust u. Karnema* [32] fanden eine erhöhte Rate endothelialer Immunreaktionen nach beidseitiger Keratoplastik und schränken deshalb die Indikation hierzu ein. Diese Befunde konnten von anderen Untersuchern nicht bestätigt werden [10, 26, 41, 45]. Eine endgültige Beurteilung dieser Frage erscheint aufgrund unterschiedlicher Stellungnahmen in der Literatur noch nicht möglich.

1.2 Nichtimmunologische Oberflächenveränderungen

Die Verwendung von typisiertem Material, zunehmende Erfahrung bezüglich der Operationsindikation und -technik und intensivere immunosuppressive Therapie haben dazu geführt, daß Immunreaktionen seltener werden. Damit treten nichtimmunologische Oberflächenveränderungen in den Vordergrund. Sie können isoliert zu einem Transplantatversagen führen, müssen aber auch als möglicher Triggermechanismus für eine Immunreaktion betrachtet werden. Unter diesen Gesichtspunkten kommt der Differentialdiagnose eine besondere Bedeutung zu. Man kann davon ausgehen, daß ein Teil der als immunologisch bezeichneten Transplantatversagen im wesentlichen primär auf Oberflächenveränderungen zurückzuführen ist.

Die Differentialdiagnose muß zu Beginn der Transplantaterkrankung klar sein. Bei länger bestehendem Transplantatversagen ist die entscheidende Ursache oft nicht mehr zu erkennen. Die Kombination von trophischen Oberflächenveränderungen, entzündlichen Veränderungen im Transplantat und Immunreaktionen führt zu Unsicherheit in der Bewertung der ätiologisch wirksamen Faktoren.

Die eindeutige und rechtzeitige Beantwortung dieser Frage ist aber für die therapeutischen Entscheidungen wichtig – insbesondere auch im Hinblick auf eine erforderliche oder durchgeführte Rekeratoplastik.

1.3 Glaukom

Die präoperative Augendrucksteigerung ist eine Gegenindikation zur perforierenden Keratoplastik. Andererseits kommen auch bei präoperativ normalem Druckverhalten postoperative Drucksteigerungen vor (s. Kap. 7). Man muß zwischen 2 verschiedenen Formen unterscheiden: In der ersten postoperativen Phase können Deformierungen des Kammerwinkels kurzfristige reversible Drucksteigerungen bewirken. In dieser Zeit sind akute Drucksteigerungen mit den charakteristischen Merkmalen des Anfallsglaukoms (subkapsuläre Linsentrübungen, Mydriasis) beschrieben worden. Diese Formen des Glaukoms sind bei rechtzeitig einsetzender Therapie beherrschbar.

Eine schwer zu therapierende Form des sekundären Glaukoms nach Keratoplastik wird dann beobachtet, wenn präoperativ bereits eine anatomische Schädigung des vorderen Augensegmentes, speziell des Kammerwinkels, vorlag. Eine präoperativ regulierte Drucklage kann in solchen Fällen nach der Operation dekompensieren.

Kortikosteroide, Immunreaktion und Herpesinfektion sind weitere Faktoren, die zu einer Drucksteigerung führen können und bezüglich der Therapie problematisch sind. Bei der Kombination von Immunreaktion, herpetischer Iritis und Iritis anderer Genese tritt wieder die Frage der Differentialdiagnose in den Vordergrund.

1.4 Rezidiv der Grunderkrankung

Bei bestimmten Grunderkrankungen sind Rezidive bekannt und können zu einem, meist teilweisen, Transplantatversagen führen. Das Rezidiv der Herpesinfektion bei Keratoplastiken nach herpetischer Keratitis wird vielfach diskutiert. Die prozentualen Angaben schwanken je nach Kontrollzeit (s. Kap. 8.2.3) [15, 21, 55, 69].

Gesichert sind Rezidive nach hereditären Dystrophien. Sie unterscheiden sich nach Zeitpunkt des Auftretens und der Häufigkeit (s. Kap. 6.1).

Die Angaben über das mögliche Rezidiv einer Endotheldystrophie sind unterschiedlich. Es gibt Einzelbeobachtungen zu der Frage Keratokonus und Rezidiv der Grunderkrankung sowie *Salz-mann*sche Hornhautdegeneration und Rezidiv (Literatur s. Kap. 6).

Diese Zusammenstellung zeigt, daß das Rezidiv der Grunderkrankung zahlenmäßig hinter den anderen Komplikationen nach Keratoplastik, wie Immunreaktion, nichtimmunologische Oberflächenveränderungen und Glaukom, zurücktritt. Prognostisch ist das Rezidiv auch insofern anders zu bewerten, als hierdurch in der Regel nur ein partielles Transplantatversagen hervorgerufen wird, eine Rekeratoplastik also nur in seltenen Fällen erforderlich ist.

Literatur

1. Alldredge OC, Krachmer JH (1981) Clinical types of Corneal transplant rejection. Their manifestations, frequency, preoperative correlates and treatment. Arch Ophthalmol 99:599–604
2. Arentsen JJ (1983) Corneal transplant allograft reaction: possible predisposing factors. Trans Am Ophthalmol Soc 81:361–402
3. Baggesen K, Ehlers N, Lamm LU (1991) HLA-DR/ RFLP compatible Corneal grafts. Acta Ophthalmol (Copenh) 69:229–233
4. Basu PX, Hasany SM, Ohashi K (1979) A Corneal model for studying the interaction between the endothelium and sensitized lymphocytes. Can J Ophthalmol 14 (1):29–42
5. Baun O, Gregersen E, Prause JU (1987) Irreversible immune reactions following keratoplasty. Acta Ophthalmol (Copenh) 65:641–647
6. Boehnke M, Vogelberg K (1987) HLA-Antigene und Keratoplastik. Fortschr Ophthalmol 84:519–529
7. Boisjoly HM, Roy R, Dube I, Laughrea PA, Michaud R, Douville P, Hebert J (1986) HLA-A, B and DR matching in corneal transplantation. Ophthalmology 93:1290–1297
8. Boisjoly HM, Bernard PM, Dube I, Laughrea PA, Bazin R, Bernier J (1989) Effect of factors unrelated to tissue matching on corneal transplant endothelial rejection. Am J Ophthalmol 107:647–654
9. Braude LS, Chandler JW (1983) Corneal allograft rejection. The role of the major histocompatibility complex. Surv Ophthalmol 27:290–305
10. Buxton JN, Schuman M, Pecego J (1981) Graft reactions after unilateral and bilateral keratoplasty for keratoconus. Ophthalmology 88:771–773
11. Chandler JW, Kaufman HE (1974) Graft reactions after keratoplasty for keratoconus. Am J Ophthalmol 77:543–547
12. Chandler JW, Ray-Keil L, Gillette T (1983) Experimental corneal allograft rejection: description of murine model and a new hypothesis of immunopathogenesis. Curr Eye Res 2:387–397

13. The Collaborative Corneal Transplantation Studies (CCTS) (1992) Effectiveness of histocompatibility matching in high-risk corneal transplantation. Arch Ophthalmol 110:1392–1403

14. The Collaborative Corneal Transplantation Studies Research Group (1993) Design and methods of the collaborative corneal transplantation studies. Cornea 12(2):93–103

15. Coster DJ (1981) Factors affecting the outcome of corneal tranplantation. Ann R Coll Surg Engl 63:91–97

16. Coster DJ, Williams KA (1989) Surgical manoeuvres to reduce the impact of corneal allograft rejection. Dev Ophthalmol 18:156–164

17. El-Asrar AMA, Oord JJ van den, Billiau A, Desmet V, Emarah MH, Missotten L (1989) Recombinant interferon-gamma induces HLA-DR expression on human corneal epithelial and endothelial cells in vitro: a preliminary report. Br J Ophthalmol 73:587–590

18. Epstein RJ, Seedor JH, Dreizen NG et al. (1987) Penetrating keratoplasty for herpes simplex keratitis and keratoconus. Allograft rejection and survival. Ophthalmology 94:935–944

19. Falcon MG (1989) Immunology of corneal transplantation. In: Lightman S (ed) Immunology of eye diseases. Kluwer Academic Publishers, Dodrecht Boston London. 3:41–60

20. Ficker LA, Kirkness CM, Rice NS, Steele AD (1988) Longterm prognosis for corneal grafting in herpes simplex keratitis. Eye 2:400–408

21. Fine M, Cignetti FE (1977) Penetrating keratoplasty in herpes simplex keratitis. Recurrence in Grafts. Arch Ophthalmol 95:613–616

22. Foulks GN, Sanfilippo FP, Locascio JA 3d, MacQueen JM, Dawson DV (1983) Histocompatibility testing for keratoplasty in high-risk patients. Ophthalmology 90:239–244

23. Fujikawa LS, Colvin RB, Bhan AK, Fuller TC, Foster CS (1982) Expression of HLA-A/B/C and -DR locus antigens on epithelial, stromal, and endothelial cells of the human cornea. Cornea 1:213–222

24. Gibbs DC, Batchelor JR, Werb A, Schlesinger W, Casey TA (1974) The influence of tissue-type compatibility on the fate of full-thickness corneal grafts. Trans Ophthalmol Soc UK 94:101–126

25. Gillette TE, Chandler JW, Greiner J v (1982) Langerhans cells of the ocular surface. Ophthalmology 89:700–711

26. Girard LJ, Esnaola N, Rao R, Barnett L, Maghraby A el, Conizales R (1993) Allograft rejection after penetrating keratoplasty for keratoconus. Ophthalmic Surg 24(1):40–43

27. Gronemeyer U, Westphal E, Böke W (1985) Prognostic value of histocompatibility testing in corneal grafting. A prospective study. Dev Ophthalmol 11:55–60

28. Hirsch N, Nölle B, Zavazava N, Westphal E, Duncker G, Rochels R, Müller-Ruchholtz W (1993) HLA-Typisierung bei Risikokeratoplastiken. Ophthalmologe 90:174–177

29. Hoffmann F, Pahlitzsch T (1989) Predisposing factors in corneal graft rejection. Cornea 8:215–219

30. Hoffmann F, Keyserlingk HJ von, Wiederholt M (1988) Bedeutung der Transplantationsantigene für die Keratoplastik. Fortschr Ophthalmol 85:186–189

31. Holland JE, DeRuyter DN, Doughman DJ (1987) Langerhans cells in organ-cultured corneas. Arch Ophthalmol 105:542–545

32. Khodadoust AA, Karnema V (1984) Corneal grafts in the second eye. Cornea 3:17–20

33. Khodadoust AA, Silverstein AM (1969) Transplantation and rejection of individual cell layers of the cornea. Invest Ophthalmol Vis Sci 8:180–195

34. Khodadoust AA, Silverstein AM (1972) Studies on the nature of the privilege enjoyed by corneal allografts. Invest Ophthalmol Vis Sci 11:137–148

35. Khodadoust AA, Silverstein AM (1975) Local graft versus host reactions within the anterior chamber of the eye: the formation of corneal endothelial pocks. Invest Ophthalmol Vis Sci 14:640–647

36. Khodadoust AA, Silverstein AM (1976) Induction of corneal graft rejection by passive cell transfer. Invest Ophthalmol Vis Sci 15:89–95

37. Kok-van Alphen CC, Völker-Dieben HJ (1978) Über Abstoßungsreaktion des Korneatransplantats und die ersten Versuche mit gewebetypisiertem und HLA-angepaßtem Spendermaterial. Klin Monatsbl Augenheilkd 173:208–214

38. Kok-van Alphen CC, Völker-Dieben HJ, D'Amaro J (1987) Die Ergebnisse von HLA-Typisierung bei der Hornhauttransplantation. Fortschr Ophthalmol 84:42–45

39. Kok-van Alphen CC, Völker-Dieben HJ, D'Amaro J (1987) When is a tissue-typid cornea necessary? Doc Ophthalmol 67:73–81

40. Krachmer JH, Alldredge OC (1978) Subepithelial infiltrates. A probable sign of corneal transplant rejection. Arch Ophthalmol 96:2234–2237

41. Malbran ES, Fernandez-Meijide RE (1982) Bilateral versus unilateral penetrating graft in keratoconus. Ophthalmology 89:38–40

42. Martin XD, Ganzfried R (1990) Keratoplasties a risque, antigenes HLA et cyclosporin-A. (At-risk keratoplasty, HLA antigens an cyclosporin in A.) Klin Monatsbl Augenheilkd 196:301–303

43. Maumenee AE (1951) The influence of donor-recipient sensitization on corneal grafts. Am J Ophthalmol 34:142–152

44. Mayer DJ (1986) Tissue Typing. Present state of the art and results. In: Brightbill FS (ed) Corneal surgery. Mosby Company, St. Louis, MO, pp 158–162

45. Musch DC, Meyer RF (1989) Risk of endothelial rejection after bilateral penetrating keratoplasty. Ophthalmology 96:1139–1143

46. Niederkorn JY, Peeler JS (1988) Regional differences in immune regulation: The immunogenic privilege of corneal allografts. Immunol Res 7:247–255

47. Paufique L, Sourdille GP, Offret G (1948) Les greffes de la cornée. Masson et Cie. Editeurs, Paris, pp 131–136

48. Pels E, Felten P (1987) HLA-Class I antigens on human corneal endothelium. Ophthalmic Res 19:26

49. Pels E, Gaag R von der (1985) HLA-A,B,C and HLA-DR antigens and dendritic cells in fresh and organ culture preserved corneas. Cornea 3:231–239

50. Pepose JS, Gardner KM, Nestor MS, Foos RY, Pettit TH (1985) Detection of HLA class I and II antigens in rejected human corneal allografts. Ophthalmology 92:1480–1484

51. Pleyer U, Weidle EG, Lisch W, Steuhl KP, Moehrle C, Richter U, Zierhut M, Selbmann HK (1990) Klinische Verlaufsformen immunologischer Transplantatreaktion nach perforierender Keratoplastik. Fortschr Ophthalmol 87:14–19

52. Polack FM (1975) The corneal host-graft junction. Physiopathology of the scar. Arch Ophthalmol 35:139–152

53. Polack FM (1977) The healing of corneal grafts. In: Polack FM (ed) Corneal transplantation. Grune & Stratton, London, pp 45–69

54. Polack FM, Binder PS (1975) Detachment of descemet's membrane from grafts following wound separation: light and scanning electron microscopic study. Ann Ophthalmol 7:47–54

55. Polack FM, Kaufmann HE (1972) Penetrating keratoplasty in herpes keratitis. Am J Ophthalmol 73: 908–913

56. Polack F, Siverio C, Bigar F, Centifanto Y (1976) Immune host response to corneal grafts sensitized to herpes simplex virus. Invest Ophthalmol Vis Sci 15:188–195

57. Price FW, Whitson WE, Collins KS, Marks RG (1993) Five year corneal graft survival. A large single-center patient cohort. Arch Ophthalmol 111:799–805

58. Sanfilippo F, Foulks GN (1989) The role of histocompatibility in human corneal transplantation. Transplant Proc 21:3127–3129

59. Sanfilippo F, MacQueen JM, Vaughn WK, Foulks GN (1986) Reduced graft rejection with good HLA-A and B matching high-risk corneal transplantation. N Engl J Med 315:29–35

60. Severin M (1986) Immunreaktionen nach Keratoplastik. Klin Monatsbl Augenheilkd 188:200–208

61. Smolin G, Goodman D (1988) Corneal graft reaction. Int Ophthalmol Clin 28: 30–36

62. Sundmacher R (1985) The role of donor epithelium in perforating keratoplasty. Dev Ophthalmol 11:61–67

63. Szymankiewicz M, Weidle EG, Thiel HJ (1987) Klinik, Verlauf und Ergebnisse der Keratoplastik à chaud. Fortschr Ophthalmol 84:506–509

64. Tagawa Y, Silverstein AM, Prendergast RA (1982) Mechanisms of allograft rejection of corneal endothelium. Invest Ophthalmol Vis Sci 23:32–40

65. Thiel HJ, Manthey KF (1980) Die Häufigkeit von Immunreaktionen nach perforierenden Keratoplastiken. Klin Monatsbl Augenheilkd 177:274–283

66. Treseler PA, Sanfilippo F (1986) Relative contribution of major histocompatibility complex antigens to the immunogenicity of corneal allografts. Transplantation 41:508–514

67. Völker-Dieben HJ, Kok-van Alphen CC, Kruit PJ (1979) Advances and disappointments, indications and restrictions regarding HLA-matched corneal grafts in high risk cases. Doc Ophthalmol 46:219–226

68. Völker-Dieben HJ, Kok-van Alphen CC, Landsbergen Q, Persijn GG (1982) Different influences on corneal graft survival in 539 transplants. Acta Ophthalmol 60:190–202

69. Völker-Dieben HJ, Kok-van Alphen, CC, D'Amaro J, Lange P de (1984) The effect of prospective HLA-A and -B matching in 288 penetrating keratoplasties for herpes simplex keratitis. Acta Ophthalmol 62:513–523

70. Völker-Dieben HJ, D'Amaro J, Kok-van Alphen CC (1987) Hierarchy of prognostic factors for corneal allograft survival. Aust N Z J Ophthalmol 15:11–18

71. Völker-Dieben HJ, D'Amaro J, Kruit PJ, Lange P de (1989) Interaction between prognostic factors for corneal allograft survival. Transplant Proc 21:3135–3138

72. Williams KA, Ash KJ, Coster D (1985) Histocompatibility antigen and passenger cell content of normal and diseased human cornea. Transplantation 39:265–269

2 Epitheliale Komplikationen

2.1 Immunologische Genese

Eine isoliert gegen das Epithel gerichtete immunologische Reaktion zeigt ein charakteristisches klinisches Bild. Bei nur geringer, von Arzt und Patient häufig nicht bemerkter, perikornealer Injektion bildet sich am Transplantatrand eine wandernde Abstoßungslinie (Abb. 2.1). Diese ausschließlich das Epithel befallende Immunreaktion wurde aufgrund der tierexperimentellen Untersuchungen von *Khodadoust u. Silverstein* [6, 7] auch als epitheliale Khodadoust-Linie bezeichnet. Sie beginnt in typischer Weise immer am Transplantatrand, wandert von dort aus nach zentral und bleibt streng auf das Transplantat begrenzt. Das schmale Band ist leicht erhaben, anfärbbar und trennt den Bereich des noch intakten von dem durch Lymphozyten zerstörten Spenderepithel (Abb. 2.2). Diese sog. Abstoßungslinie wandert unterschiedlich schnell über das Transplantat. Der Prozeß ist in der Regel spätestens in 3 Wochen abgeschlossen (Abb. 2.3). Ob die Geschwindigkeit der Abstoßung und die immunologische Intensität in Relation stehen, ist nicht bekannt. Die verbreitete Vorstellung, daß das Spenderepithel schnell durch das Epithel des Empfängers ersetzt wird, beinhaltet, daß epitheliale Reaktionen nur in den ersten Wochen nach der Keratoplastik zu erwarten sind [4, 14]. Andererseits ist bekannt, daß späte epitheliale Immunreaktionen möglich sind (Tabelle 2.1).

Da die charakteristischen klinischen Zeichen einer epithelialen Immunreaktion u.U. noch 18 Monate nach Keratoplastik beobachtet werden können, muß angenommen werden, daß das Epithel des Spenders in Ausnahmefällen lange erhalten bleibt. Es erscheint möglich, daß hierbei eine herabgesetzte Vitalität des Empfängerepithels eine Rolle spielt (Abb. 2.4) [21].

Auch bezüglich der Häufigkeit der epithelialen Reaktionen variieren die Angaben (Tabelle 2.2).

Da Keratoplastiken in der Regel während der ersten postoperativen Phase, also in der Zeit, in der die Mehrzahl der epithelialen Reaktionen zu erwarten ist, in kurzen Zeitabständen kontrolliert werden, ist die Erklärung am ehesten in differentialdiagnostischen Schwierigkeiten zu suchen (Tabelle 2.3, S. 34).

Inwieweit die Entfernung des Epithels vor der Keratoplastik die allgemeine Tendenz zur Immunreaktion bremst, ist eine umstrittene Frage [25, 26, 28].

Die epitheliale Immunreaktion ist i. allg. harmlos. In der Regel erfolgt eine sehr schnelle, vom Empfängerepithel ausgehende Reepithelisierung, so daß die Oberfläche des Transplantates in kurzer Zeit vollständig intakt ist. Trotz dieses gutartigen Verlaufes sind Probleme möglich. Sie haben verschiedene Ursachen.

Tabelle 2.1. Epitheliale Immunreaktion: späteste Manifestation

Autor(en)	Jahr	Monate
Alldredge u. Krachmer [1]	1981	13
Arentsen [2]	1983	5
Morris u. Kirkness [11]	1988	18
Severin et al. [21]	1991	18

Tabelle 2.2. Epitheliale Immunreaktion: prozentuale Häufigkeit

Autor(en)	Jahr	Häufigkeit
Alldredge u. Krachmer [1]	1981	10%
Arentsen [2]	1983	1,3%
Severin [19]	1986	7%
		2,9–10,6% (je nach Risikofaktoren)
Pleyer et al. [13]	1990	5,2–10,5% (je nach Risikofaktoren)

Wenn das Empfängerepithel minderwertig ist, bleibt die Reepithelisierung unvollständig und man steht vor therapeutisch schwierigen Oberflächenproblemen. Andererseits ist bekannt, daß die epitheliale Reaktion Vorläufer oder bereits erstes Zeichen einer immunologischen Reaktion auch der tieferen Hornhautschichten sein kann. Beide Situationen können zu dauerhaften Schäden führen.

2.2 Nichtimmunologische Genese

Nichtimmunologische Veränderungen der Transplantatoberfläche bis hin zur *Bowman*schen Membran können durch fehlerhafte Tränensekretion, Benetzungsstörungen, verminderte Resistenz des Empfängerepithels, medikamentös toxische Einflüsse oder auch mechanisch bedingt sein. Epithelveränderungen in Form von umschriebenen oder diffusen Defekten werden häufig in den ersten Wochen oder auch Monaten nach der Keratoplastik beobachtet. Die eigentliche Ursache dieser Epithelunruhe ist darin zu suchen, daß das Epithel des Spenders langsam durch das des Empfängers ersetzt wird. Dabei wandert das Epithel vom Limbus aus zentripetal [16, 27], wobei sich zentral ein Wirbel bilden kann, der zu dem Bild der Vortexkeratopathie oder Hurricane-Keratitis führt [3, 8, 12]. Die Vortexkeratopathie wurde spiegelmikroskopisch in 70 % der Fälle nach Keratoplastik nachgewiesen. Eine wirkliche Stabilisierung des Epithels setzt erst spät ein. Sie ist nach den Untersuchungen von *Mathers u. Lemp* [8] erst nach 18 Monaten zu erwarten. Neben der Vortexkeratopathie werden aber auch linienförmige Epitheldefekte, eine uncharakteristische Keratitis superficialis punctata und filiforme Veränderungen [17] beobachtet (Abb. 2.5, 2.6 und 2.7).

Die Prognose dieser Epithelschäden ist sehr unterschiedlich. Sie richtet sich weniger nach dem vorliegenden klinischen Bild, als nach der zu der Keratoplastik führenden Grunderkrankung (Abb. 2.8 und 2.9). Sie sind als problemlos anzusehen, obwohl gelegentlich sehr therapieresistent, wenn primär keine Störung der Tränensekretion, keine Resistenzschwäche des Empfängerepithels und keine systemische Hauterkrankung (z.B. Ekzem) vorliegt. Hieraus ergibt sich, daß die Epitheliopathie nach Keratoplastiken bei Grunderkrankungen wie Keratokonus, Hornhautdystrophie, Dystrophie bei Aphakie oder Pseudophakie harmlos ist. Besonders schwere Epithelisierungsstörungen werden nach Verätzung mit Zerstörung des Limbus gesehen [10]. Andere Grunderkrankungen, die eine prognostisch ernste Epitheliopathie zur Folge haben, sind die Herpesinfektion, der Diabetes, das Ekzem. In diesen Fällen ist die Langzeitprognose ungünstig (Abb. 2.11, 2.12 und 2.13).

2.2.1 Benetzungsstörungen

Benetzungsstörungen sind dann zu erwarten, wenn die Hornhautoberfläche unregelmäßig ist, Qualität und/oder Quantität des Tränenfilms nicht ausreicht oder der Blinzelreflex fehlt. Ein prominenter Wulst im Bereich der Naht ist eine typische, häufig vorkommende Ursache für eine unregelmäßige Hornhautoberfläche. Die dann auftretenden Benetzungsstörungen liegen direkt am Rand des Wulstes und bilden sich mit seiner Abflachung zurück (Abb. 2.10). Ein unzureichender Tränenfilm als Folge einer veränderten Tränenproduktion tritt bei verschiedenen Bindehauterkrankungen, in extremer Form beim Pemphigoid oder nach Verätzungen, auf. Auch die hartnäckige oberflächliche Keratitis sicca nach herpetischer Keratitis wird als Folge einer Bindehautveränderung angesehen, die entweder auf die Herpesinfektion oder auf längere virustatische Behandlung zurückzuführen ist (vgl. Abb. 2.19). In der Regel findet man in diesen Situationen eine bandförmige Epitheliopathie im Lidspaltenbereich, wobei sich Epithelleisten bilden können. Diese Oberflächenveränderungen sind häufig therapieresistent, bleiben in gleicher Lokalisation und können nach Jahren wieder in ähnlicher Form auftreten (vgl. Abb. 8.7).

Es ist bekannt, daß die Sensibilität des Transplantates nach Keratoplastik über Monate bis Jahre beeinträchtigt bleibt [9, 15, 18, 22, 23, 29]. Die herabgesetzte Sensibilität kann die Reepithelisierung stören und zusätzlich Ursache eines verminderten Blinzelreflexes sein. Dieses Problem wird durch den seltenen Lidschlag im Alter oder Erkrankungen wie Morbus *Parkinson* verstärkt. Die Kombination dieser unterschiedlichen Faktoren begünstigt Epithelisierungsstörungen.

2.2.2 Medikamentös-toxische Schäden

Das Epithel des Transplantates reagiert in den ersten Monaten empfindlich gegenüber Stoffen, von denen eine Epithelschädigung bei längerer Anwendung bekannt ist. Bei jeder Oberflächentherapie muß deshalb bedacht werden, inwieweit epithelschädigende Wirkungen vorliegen und ob sie in Kauf genommen werden müssen. Eine toxische Epitheliopathie kann nach Anwendung zahlreicher Medikamente entstehen. Hierzu gehören Virustatika, Antibiotika (speziell Aminoglykoside), Antimykotika (besonders Amphotericin B) und Antiglaukomatosa [24]. Die toxische Epitheliopathie kann sowohl durch den Wirkstoff dieser Medikamente als auch durch die Konservierungsstoffe hervorgerufen werden. Bei allen Reepithelisierungsstörungen nach Keratoplastik ist dieser mögliche medikamentös-toxische Faktor mit zu bedenken.

2.2.3 Mechanische Schäden

Die Ursachen einer mechanisch bedingten Veränderung des Transplantates sind im Bereich der Lider oder auch der Naht (irregulärer Nahtzug) zu suchen. Fehlstellungen der Lider können Ursache hartnäckiger Oberflächenveränderungen des Transplantates sein. Sie gelten deshalb als Kontraindikation zu einer Keratoplastik. Als Sonderfall ist der Nystagmus zu betrachten. Er kann zu schmalen bandförmigen Epithelstörungen des Transplantates führen, die u.U. Anlaß zu Fehldeutungen geben (Abb. 2.14).

Eine harmlose Sonderform der Epithelveränderungen sind die 1978 von *Kaye* beschriebenen Vakuolen im Epithel. Sie liegen zunächst an den Einstichstellen der Fäden, bilden eine konzentrisch zum Transplantatrand verlaufende Linie und wandern nach der Fadenentfernung – gelegentlich auch früher – nach innen (Abb. 2.15 und 2.16). Sie haben keine prognostische Bedeutung. Ursächlich kann der Fadenzug eine Rolle spielen. Die Wanderung nach zentripetal entspricht der Bewegung des Epithels.

2.3 Differentialdiagnose

Die Differentialdiagnose sollte sich auf die Abgrenzung immunologischer von nichtimmunologischen Prozessen konzentrieren, da sich hieraus die grundsätzlichen therapeutischen Richtlinien ergeben. Linien oder schmalen bandförmigen Veränderungen können verschiedene Pathomechanismen zugrunde liegen:

1. Immunreaktionen,
2. Benetzungsstörungen,
3. Nystagmus,
4. Herpesinfektion,
5. Nahtzug.

Jede dieser Veränderungen hat typische Merkmale (Abb. 2.17–2.21). Sie unterscheiden sich in bezug auf ihre Lokalisation, das Ausmaß, die Anfärbbarkeit und die Reaktion auf Therapieversuche. Die epitheliale Immunreaktion zeigt sich als schmale, über das Transplantat wandernde anfärbbare Linie, die streng transplantatbegrenzt bleibt und eine Grenze zwischen befallenem und intaktem Epithel darstellt. Benetzungsstörungen im Lidspaltenbereich stellen sich im Vergleich dazu als ein breiteres anfärbbares Band mit konstanter Lokalisation dar. Der Nystagmus kann eine bandförmige Epithelisierungsstörung zur Folge haben, die in Höhe der Oberlidkante liegt und eine konstante Lokalisation zeigt. Herpesrezidive in Form einer Keratitis dendritica bilden feine verzweigte Linien mit Tendenz zur Ausbreitung, falls keine virustatische Therapie durchgeführt wird. Die differentialdiagnostische Abgrenzung gegenüber verzweigten Linien bei Keratoconjunctivitis sicca ist aus therapeutischer Sicht besonders wichtig. Intraepitheliale Zysten liegen konzentrisch zum Limbus in Höhe der Einstichstelle der Nähte, sind nicht anfärbbar und therapieresistent. Zur Zusammenfassung der Differentialdiagnose vgl. Tabelle 2.3, S. 34.

Literatur

1. Alldredge OC, Krachmer IH (1981) Clinical types of corneal transplant rejection. Their manifestations, frequency, preoperative correlates and treatment. Arch Ophthalmol 99:599–604
2. Arentsen JJ (1983) Corneal transplant allograft reaction: possible predisposing factors. Trans Am Ophthalmol Soc 81:361–402
3. Hoffmann F (1986) Zur Pathogenese der Hurrican-Keratitis. Klin Monatsbl Augenheilkd 189:442
4. Kandarakis AS, Page C, Kaufman HE (1984) The effect of epithelial growth factor on epithelial healing after penetrating keratoplasty in human eyes. Am J Ophthalmol 98:411–415
5. Kaye DB (1980) Epithelial response in penetrating keratoplasty. Am J Ophthalmol 89:381–387
6. Khodadoust AA, Silverstein AM (1969) Transplantation and rejection of individual cell layers of the cornea. Invest Ophthalmol Vis Sci 8:181–193
7. Khodadoust AA, Silverstein AM (1969) The survival and rejection of epithelium in experimental cornea transplants. Invest Ophthalmol Vis Sci 8:169–179
8. Mathers WD, Lemp MA (1991) Vortex keratopathy of the corneal graft. Cornea 10:93–99
9. Mathers WD, Jester JV, Lemp MA (1988) Return of human corneal sensitivity after penetrating keratoplasty. Arch Ophthalmol 106:210–211
10. Mattax JB, McCulley JP (1988) Corneal surgery following alkali burns. Int Ophthalmol Clin 28(1):76–82
11. Morris RJ, Kirkness CM (1988) Emergency presentation of corneal graft patients. Eye 2:71–76
12. Norn M (1988) Double vital staining of corneal epithelium after corneal transplantation with a rose bengal-fluorescein mixture. Acta Ophthalmol 66:699–704
13. Pleyer U, Weidle EG, Lisch W, Steuhl KP, Möhrle C, Richter U, Zierhut M, Selbmann HK (1990) Klinische Verlaufsformen immunologischer Transplantatreaktionen nach perforierender Keratoplastik. Fortschr Ophthalmol 87:14–19
14. Pouliquen Y (1983) Kératoplastie. Bull Soc Belge Ophthalmol 206: 3–15
15. Rao GN, John T, Ishida N, Aquavella JV (1985) Recovery of corneal sensitivity in grafs following penetrating keratoplasty. Ophthalmology 92:1408–1411
16. Roat MI, Thoft RA (1988) Ocular surface eptihelial transplantation. Int Ophthalmol Clin 28:169–174
17. Rotkis W, Chandler JW, Forstot SL (1982) Filamentary keratitis following penetrating keratoplasty. Ophthalmology 89:946–949
18. Ruben M, Colebrook E (1979) Keratoplasty sensitivity. Br J Ophthalmol 63:265–267
19. Severin M (1986) Immunreaktionen nach Keratoplastik. Klin Monatsbl Augenheilkd 188:200–208
20. Severin M (1987) Keratoplastik und Immunreaktion: Klinisches Bild – Differentialdiagnose. Fortschr Ophthalmol 84:135–141
21. Severin M, Pfister P, Kirchhof B (1991) Complications tardives après kératoplastie. Ophthalmologie 5:280–282
22. Skriver K (1978) Reinnervation of the corneal graft. Acta Ophthalmol 56:1013–1015
23. Stamer L, Boehnke M, Draeger J (1987) Entwicklung der Hornhautsensibilität nach Keratoplastik. Fortschr Ophthalmol 84:432–435
24. Stern GA, Killingsworth DW (1989) Complications of topical antimicrobial agents. Int Ophthalmol Clin 29(3):137–142
25. Stulting RD, Waring GO 3d, Bridges WZ, Cavanagh HD (1988) Effect of donor epithelium on corneal transplant survival. Ophthalmology 95:803–812
26. Sundmacher R (1985) The role of donor epithelium in perforating keratoplasty. Dev Ophthalmol 11:61–67
27. Thoft RA (1984) Keratoepithelioplasty. Am J Ophthalmol 97(1):1–6
28. Tuberville AW, Foster CS, Wood TO (1983) The effect of donor cornea epithelium removal on the incidence of allograft rejection reactions. Ophthalmology 90:1351–1356
29. Zorab EC (1971) Corneal sensitivity after grafting. Proc R Soc Med 64:117–118

Epitheliale Immunreaktion

Abb. 2.1 a und b. Weiblich, 71 Jahre.

Anamnese: Zustand nach komplizierter Aphakisierung, mehrfachen antiglaukomatösen Operationen, Keratoplastik, Transplantatversagen. Rekeratoplastik wegen bullöser Keratopathie.

8 Wochen postoperativ.
Befund: epitheliale Immunreaktion mit Khodadoust-Linie.

a Übersicht. Temporale Hälfte durch Lichtreflex schlecht abgebildet.

b Temporale Hälfte mit Spaltbeleuchtung

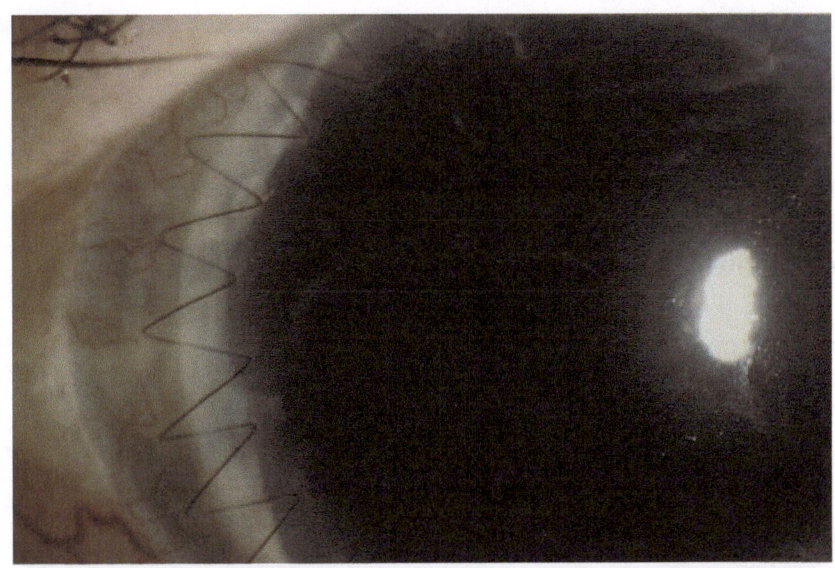

2.1 a

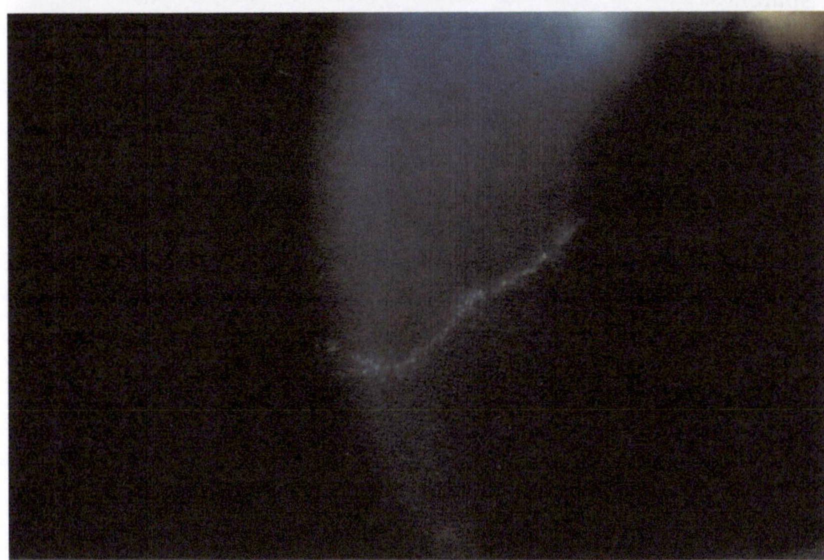

2.1 b

Abb. 2.2 a–c. Männlich, 41 Jahre.

Anamnese: dritte Keratoplastik à chaud bei herpetischer Keratitis und Aphakie.

a 4 Wochen postoperativ.
Befund: epitheliale Immunreaktion mit Khodadoust-Linie (*Pfeil*), Beginn am oberen Transplantatrand.

b 14 Tage später.
Befund: epitheliale Abstoßungslinie nach unten gewandert (*Pfeil*). Oberhalb davon Epithelunruhe.

c 18 Tage später.
Befund: epitheliale Abstoßungslinie weiter gewandert (*Pfeile*).

Beurteilung:
typische Zeichen einer epithelialen Immunreaktion mit schneller Wanderung der Lymphozytenlinie über das Transplantat.
Hohes immunologisches Risiko bei dritter Keratoplastik nach herpetischer Keratitis

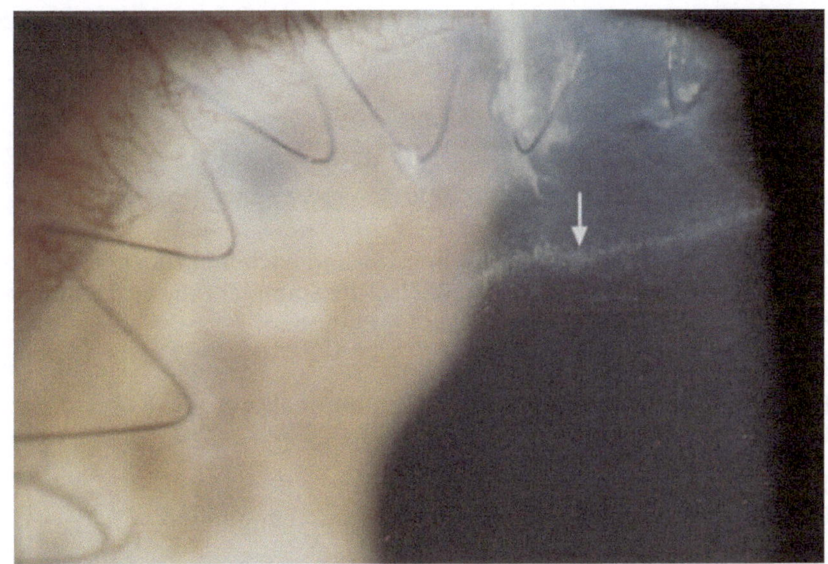

2.2 a

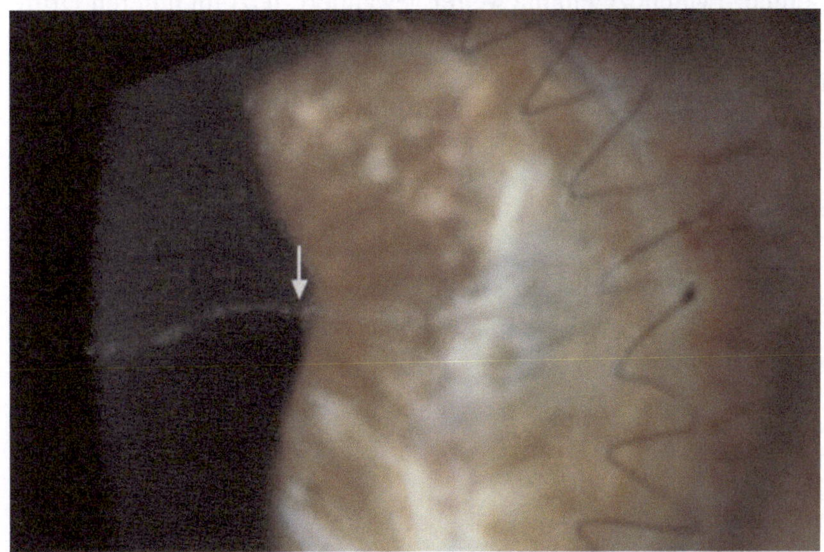

2.2 b

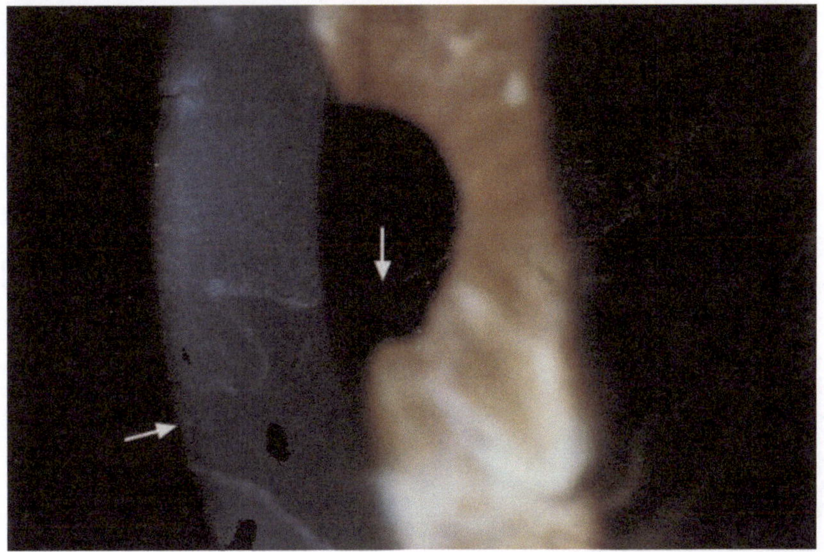

2.2 c

Abb. 2.3 a–d. Weiblich, 63 Jahre.

Anamnese: dritte Keratoplastik bei Zustand nach mehrfachen Vorderabschnittsoperationen einschließlich Linsenimplantation, Linsenex-
plantation und antiglaukomatösen Operationen.

a 4½ Wochen postoperativ.
Befund: Beginn einer epithelialen Immunreaktion mit Khodadoust-
Linie im oberen Drittel des Transplantates (*Pfeil*).

***b** 10½ Wochen postoperativ.
Befund: Abstoßungslinie langsam nach unten gewandert (*Pfeil*).

***c** 11½ Wochen postoperativ.
Befund: Lymphozytenlinie weiter gewandert, jetzt im unteren Drittel
des Transplantates (*Pfeil*).

d 12 Monate postoperativ.
Befund: klares Transplantat (spätere Probleme: Glaukom).

Beurteilung:
hohes immunologisches Risiko bei Drittkeratoplastik

* Severin M (1986) Immunreaktionen nach Keratoplastik. Klin Monatsbl Augenheilkd 188:200–208.

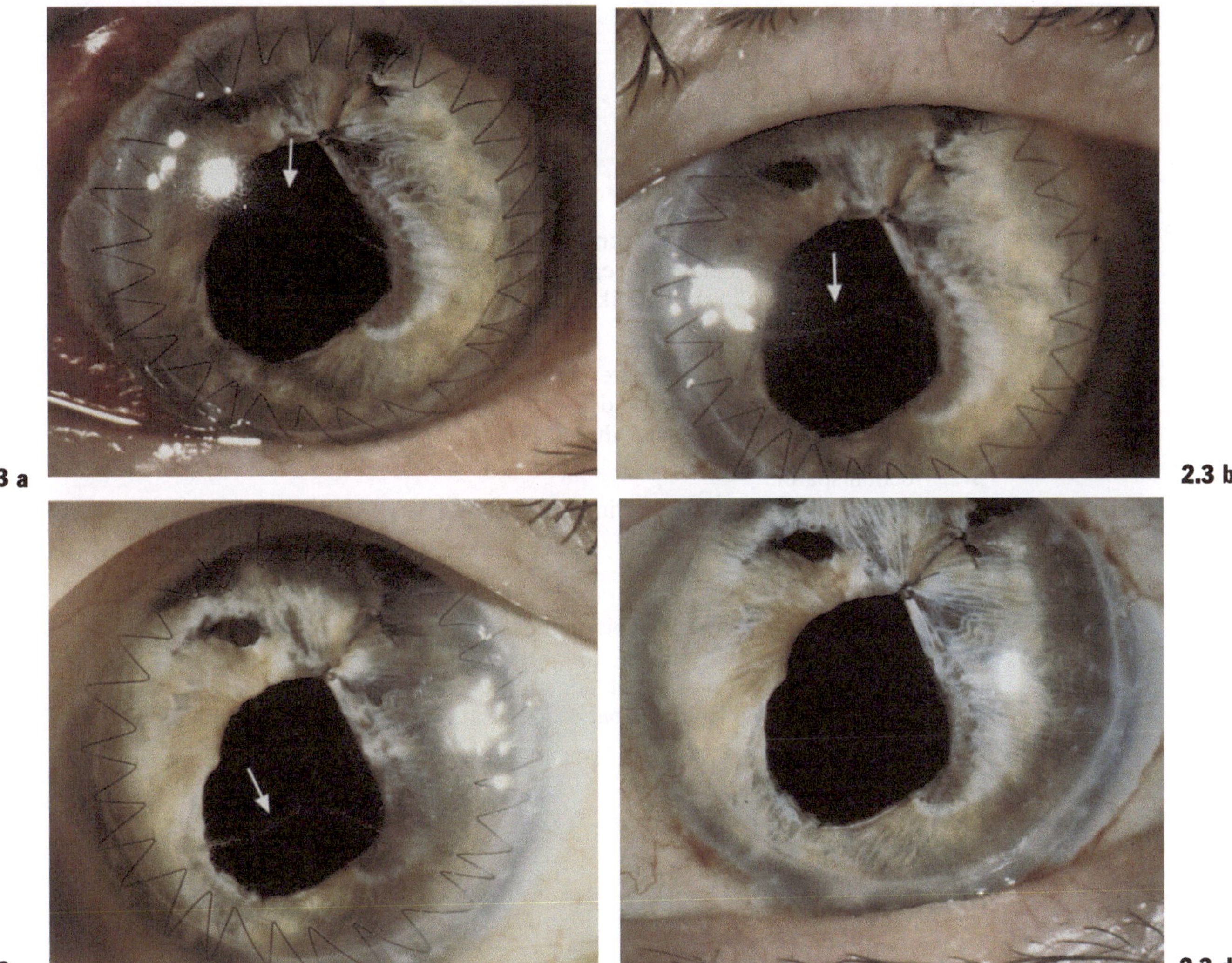

2.3 a

2.3 b

2.3 c

2.3 d

Abb. 2.4 a und b. Weiblich, 74 Jahre.

Anamnese: *Salzmann*sche Hornhautdegeneration, perforierende Keratoplastik. Faden belassen wegen geringem Astigmatismus. Regelmäßige Kontrollen in der Klinik. Für 18 Monate klares Transplantat.

***a** 18 Monate postoperativ.
Befund: beginnende epitheliale Immunreaktion mit Khodadoust-Linie, beginnend im oberen Teil des Transplantates nahe dem Grenzbereich Empfänger-/Spenderhornhaut (*Pfeil*).

***b** 2 Wochen später.
Befund: Wanderung der Linie in typischer Weise (*Pfeil*).

Beurteilung:

sehr spätes Auftreten einer epithelialen Immunreaktion (18 Monate postoperativ). Unvollständige Reepithelisierung. Als Ursache der späten Immunreaktion wie auch der später auftretenden Oberflächenprobleme kann eine Epitheliopathie der Empfängerhornhaut angesehen werden

* Severin M, Kirchhof B (1990) Recurrent Salzmann's corneal degeneration. Graefes Arch Clin Exp Ophthalmol 228:101–104.

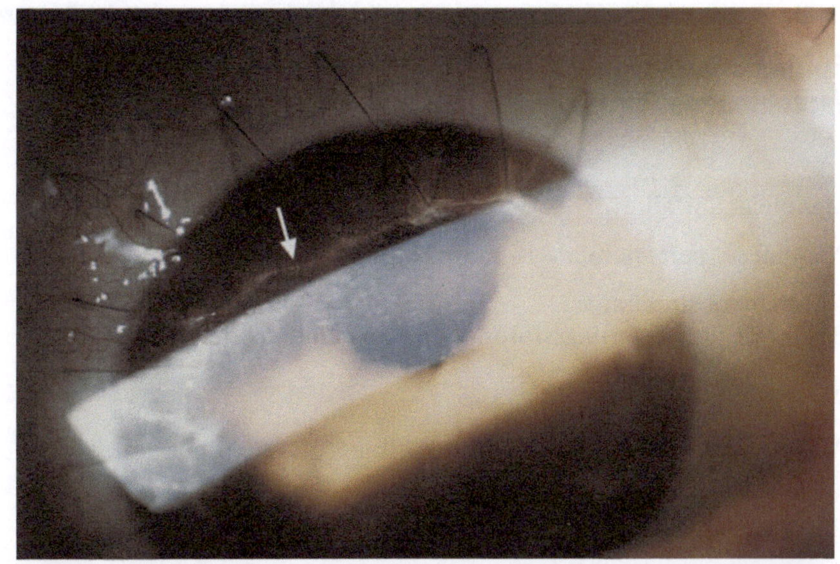

2.4 a

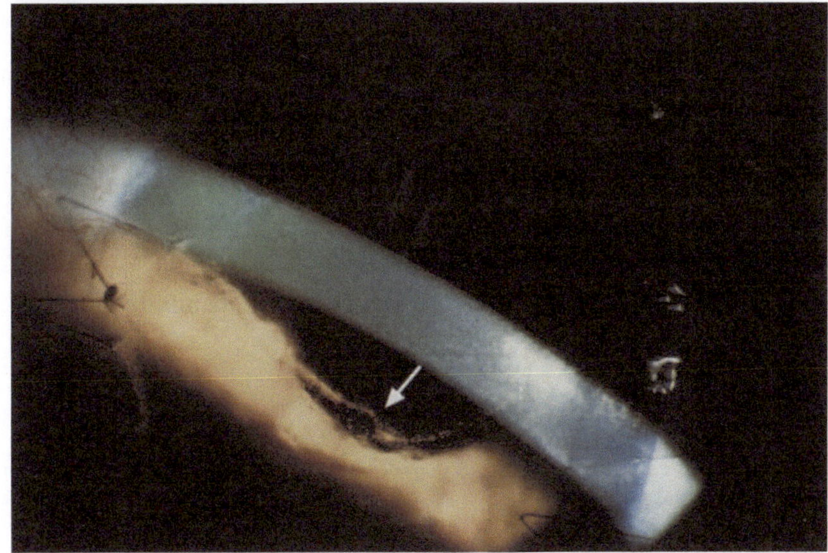

2.4 b

Abb. 2.5. Männlich, 28 Jahre.

Anamnese: perforierende Keratoplastik bei Keratokonus.

4 Monate postoperativ.
Befund: Epithelisierungsstörung im Sinne einer Vortexkeratopathie.

Abb. 2.6. Weiblich, 31 Jahre.

Anamnese: perforierende Keratoplastik bei Keratokonus.

10 Wochen postoperativ.
Befund: irreguläre zentrale Epithelisierungsstörungen.

Abb. 2.7. Weiblich, 72 Jahre.

Anamnese: perforierende Keratoplastik wegen Hornhautnarbe unklarer Genese.

5 Monate postoperativ.
Befund: filiforme Veränderungen des Epithels der Spenderhornhaut.

Beurteilung zu Abb. 2.5–2.7:
eine Epitheliopathie kann unabhängig von der Ausgangsdiagnose in verschiedenen Formen vorkommen

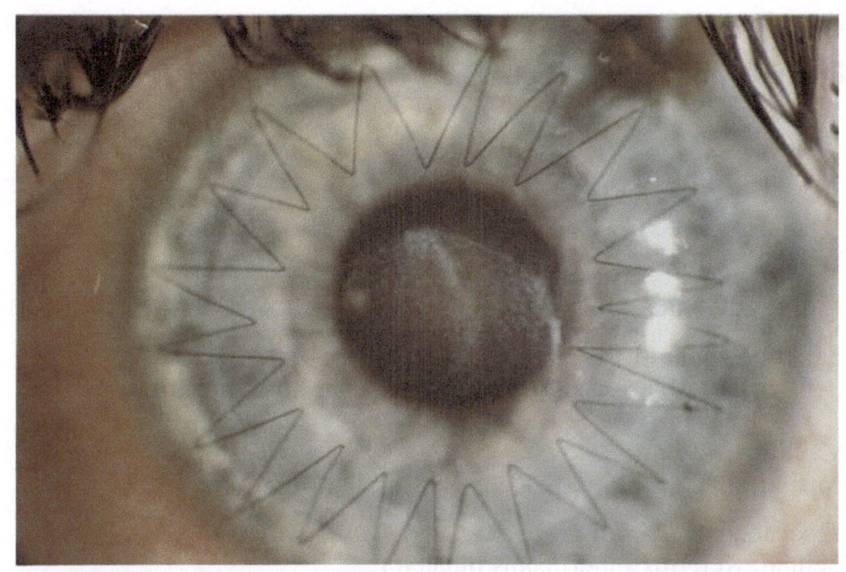

2.5

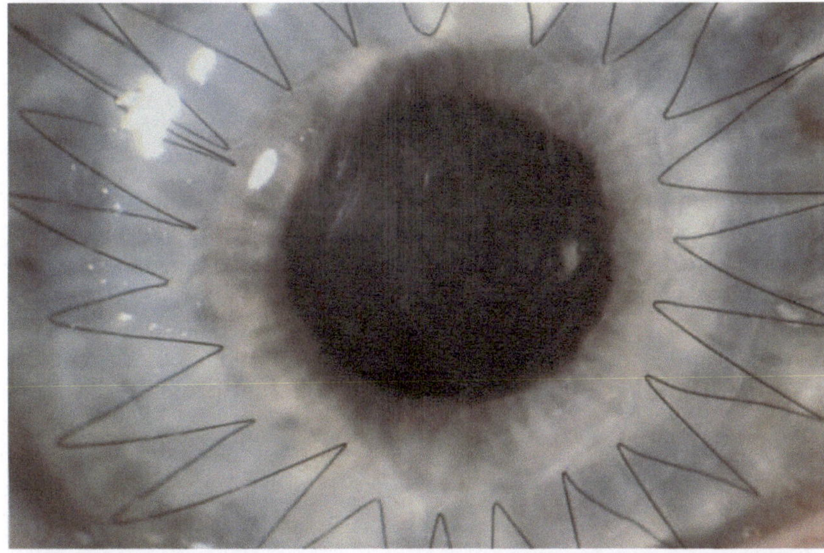

2.6

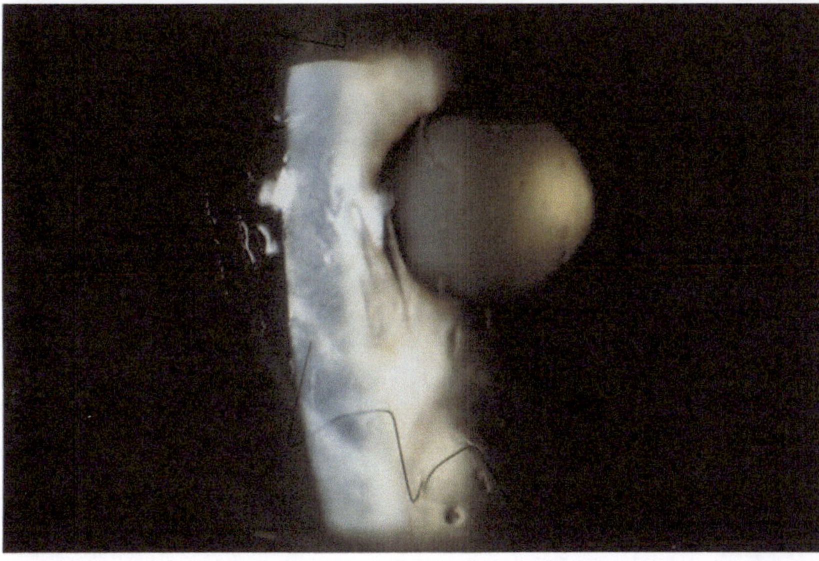

2.7

Epitheliopathie und Prognose

Abb. 2.8 a und b. Männlich, 52 Jahre.

Anamnese: chronisches Ekzem, rezidivierende Hornhautinfektionen.
Perforierende Keratoplastik à chaud bei Aphakie.

a Ausgangsbefund vor der Keratoplastik.

b 1 Jahr postoperativ.
Befund: Therapieresistente Keratitis superficialis punctata.

Abb. 2.9 a und b. Männlich, 47 Jahre.
Anamnese: perforierende Keratoplastik bei Keratokonus.

3 Wochen postoperativ.
Befund: Keratitis superficialis punctata.

a Übersicht.

b Spaltbeleuchtung.

Beurteilung zu Abb. 2.8 und 2.9:
trotz gleicher Ausprägung der Keratitis superficialis punctata bei Patient Abb. 2.8 und Patient Abb. 2.9 besteht eine sehr unterschiedliche Prognose. Bei der Grunderkrankung des chronischen Ekzems (2.8) ist die Keratitis superficialis punctata schwer beherrschbar, die Prognose schlecht.
Bei der Grunderkrankung Keratokonus (2.9) kann die Keratitis superficialis punctata längere Zeit bestehen, die Gesamtprognose ist aber gut

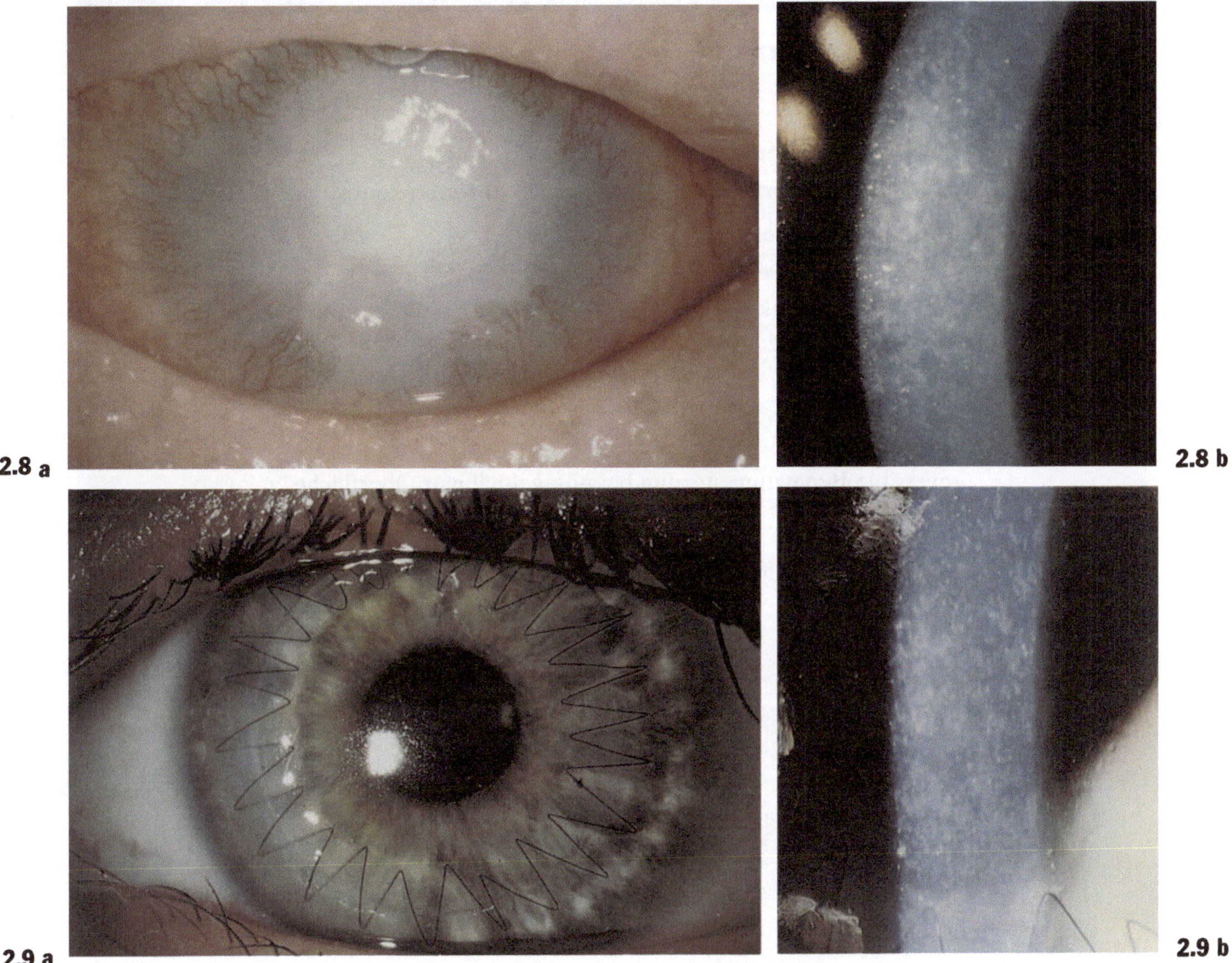

2.8 a
2.8 b
2.9 a
2.9 b

Benetzungsstörung

Abb. 2.10 a und b. Weiblich, 14 Jahre.

Anamnese: perforierende Keratoplastik bei Keratokonus.

a 6 Wochen postoperativ.
Befund: noch ausgeprägter Wulst im Nahtbereich.

b Gleicher Zeitpunkt: Benetzungsstörung mit Epithelunruhe oben am Rand des Wulstes und parazentral unten bei abgeflachtem Transplantat.

Beurteilung:
reversible Benetzungsstörung bei unregelmäßiger Oberfläche

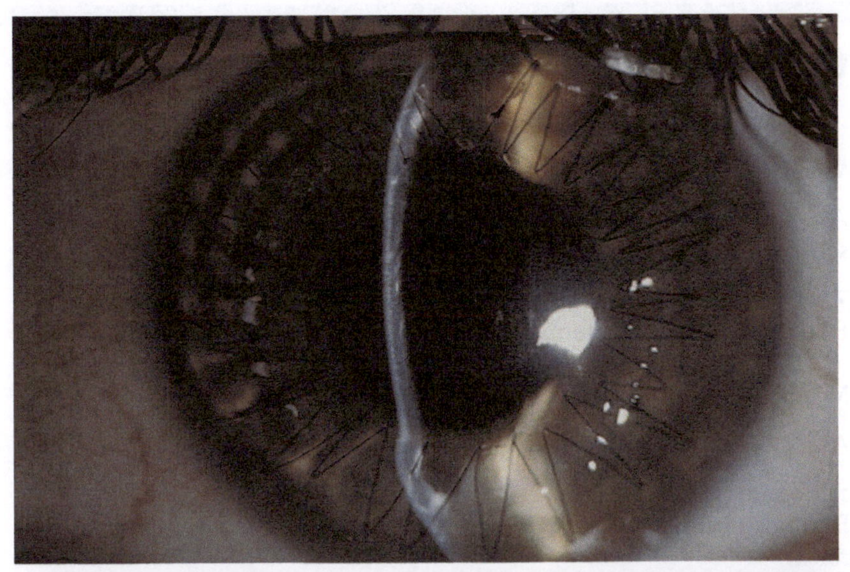

2.10 a

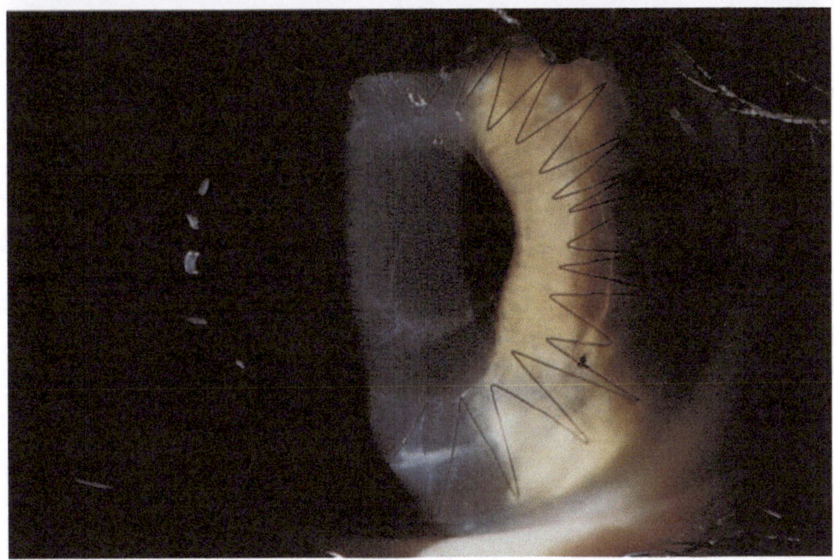

2.10 b

Epitheliopathie bei verschiedenen Grunderkrankungen

Abb. 2.11. Weiblich, 20 Jahre.

Anamnese: perforierende Keratoplastik wegen Hornhautulkus bei schwerem Diabetes.

7 Monate postoperativ.
Befund: therapieresistente Epitheliopathie.

Abb. 2.12. Männlich, 36 Jahre.

Anamnese: perforierende Keratoplastik nach Verätzung.

5 Monate postoperativ.
Befund: rezidivierende bandförmige Epitheliopathie im Lidspaltenbereich.

***Abb. 2.13.** Weiblich, 55 Jahre.

Anamnese: perforierende Keratoplastik à chaud bei Herpes.

5½ Monate postoperativ.
Befund: Epitheliopathie mit Epithelleistenbildung. Kein Lagewechsel der linienförmigen Epithelveränderung.

Beurteilung zu Abb. 2.11–2.13:
die Epitheliopathie bei diesen Grunderkrankungen ist rezidivierend, therapieresistent, kontrollbedürftig!

* Severin M (1987) Keratoplastik und Immunreaktion: Klinisches Bild –Differentialdiagnose. Fortschr Ophthalmol 84:135–141.

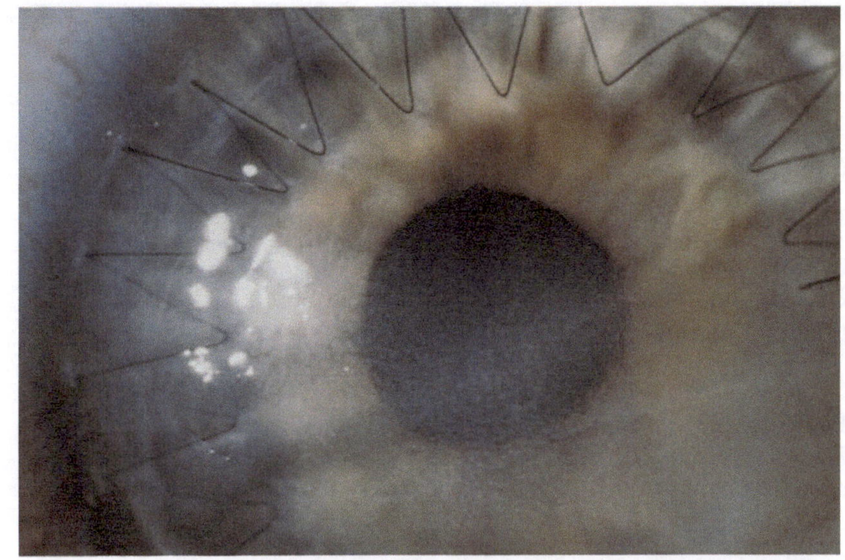

2.11

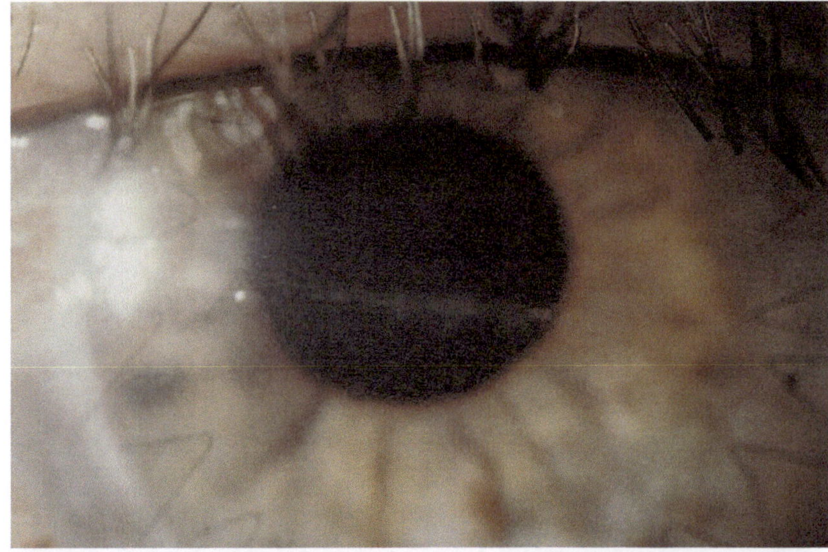

2.12

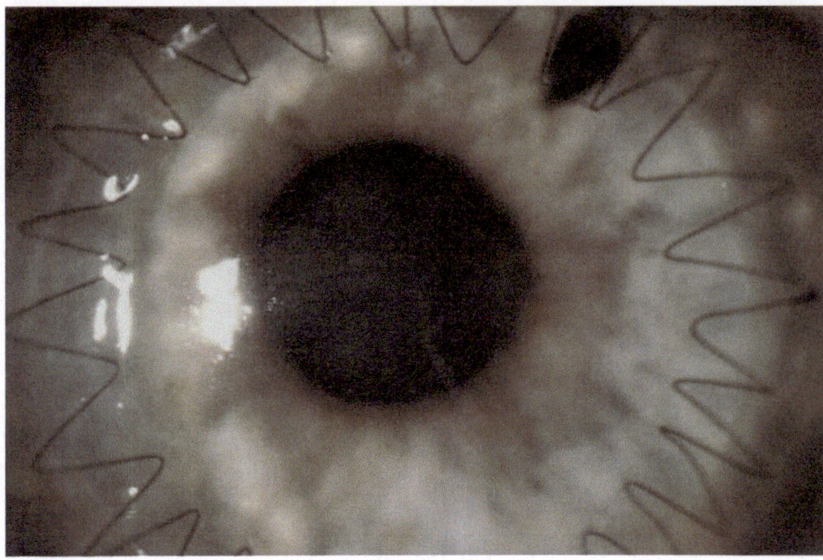

2.13

Bandförmige Epitheliopathie bei Nystagmus

***Abb. 2.14.** Männlich, 29 Jahre.

Anamnese: Keratoplastik wegen Leucoma corneae bei Nystagmus.

8½ Monate postoperativ.
Befund: bandförmige Epitheliopathie im oberen Drittel des Transplantates in Höhe der Oberlidkante. Keine Veränderung der Lage.

Beurteilung:
Epithelleistenbildung in Höhe der Lidkante wahrscheinlich bedingt
durch Nystagmus

* Severin M (1987) Keratoplastik und Immunreaktion: Klinisches Bild – Differentialdiagnose. Fortschr Ophthalmol 84:135–141.

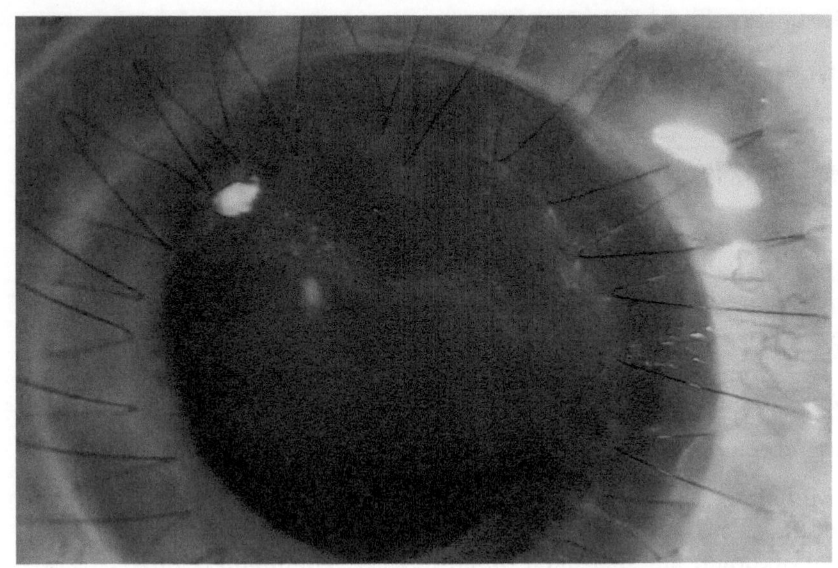

2.14

Intraepitheliale Zysten

Abb. 2.15. Männlich, 49 Jahre.

Anamnese: perforierende Keratoplastik bei akutem Keratokonus.

10 Monate postoperativ.
Befund: Vakuolen im Epithel konzentrisch zum Transplantatrand, zentral von den Einstichstellen der Nähte.

Abb. 2.16. Weiblich, 68 Jahre.

Anamnese: perforierende Keratoplastik bei Keratokonus.

7 Monate postoperativ.
Befund: Ein konzentrisch zum Transplantatrand verlaufendes Band von Vakuolen hat sich nach innen bewegt. Unabhängig davon Endothelpräzipitate im Sinne einer leichten endothelialen Immunreaktion.

Beurteilung zu Abb. 2.15 und 2.16:
intraepitheliale Zysten sind wahrscheinlich durch Nahtzug bedingt. Harmloser Nebenbefund. Keine Therapie erforderlich

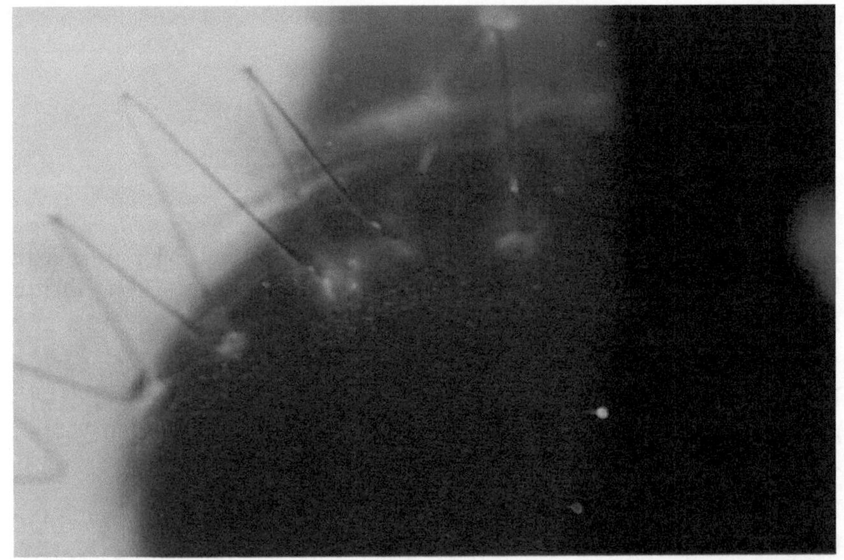

2.15

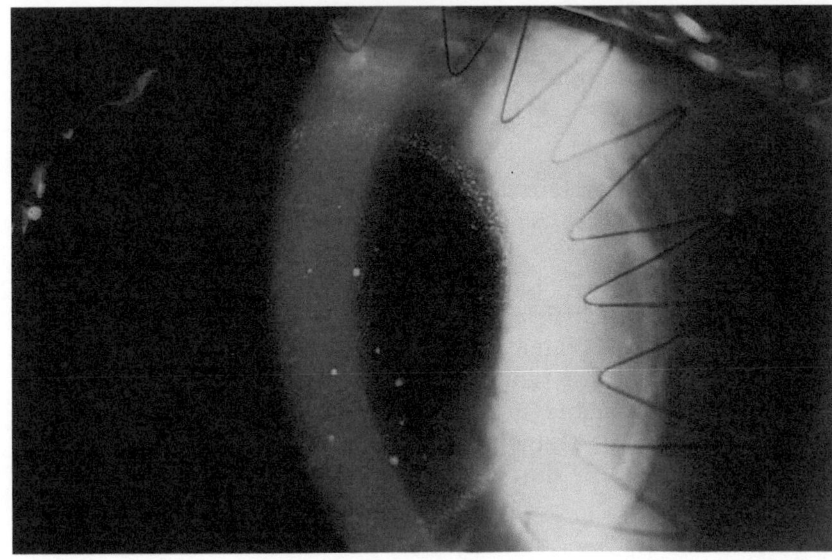

2.16

Linienförmige Veränderungen am Epithel
Differentialdiagnose

***Abb. 2.17 a und b.** Weiblich, 72 Jahre.

Anamnese: Skrofulosanarben, Aphakie, Zustand nach 2 Keratoplastiken, danach immunologisch bedingtes Transplantatversagen. Dritte perforierende Keratoplastik.

a 5 Wochen postoperativ.
Befund: beginnende epitheliale Immunreaktion mit auf das Transplantat begrenzter Abstoßungslinie im oberen Drittel (*Pfeile*).

b 3 Tage später.
Befund: epitheliale Khodadoust-Linie über das Transplantat nach unten gewandert. Zusätzlich Abstoßungslinie von unten (*Pfeile*).

Abb. 2.18. Männlich, 29 Jahre.

Anamnese: perforierende Keratoplastik bei Hornhautleukom und Nystagmus (vgl. Abb. 2.14).

9 Monate postoperativ.
Befund: in Höhe der Oberlidkante Epithelleiste (*Pfeil*), ortsbeständig.

Anmerkung zur Differentialdiagnose zu Abb. 2.17 und 2.18:

Abb. 2.17a und 2.18 bieten klinisch ein ähnliches Bild. Während die epitheliale Khodadoust-Linie (2.17 a und b) in typischer Weise über das Transplantat wandert (in diesem Fall extrem schnell bei hohem immunologischem Risiko), bleibt bei Patient Abb. 2.18 die leistenförmige Epitheliopathie, die durch den Nystagmus bedingt ist, am Ort

* Severin M (1987) Keratoplastik und Immunreaktion: Klinisches Bild – Differentialdiagnose. Fortschr Ophthalmol 84:135–141.

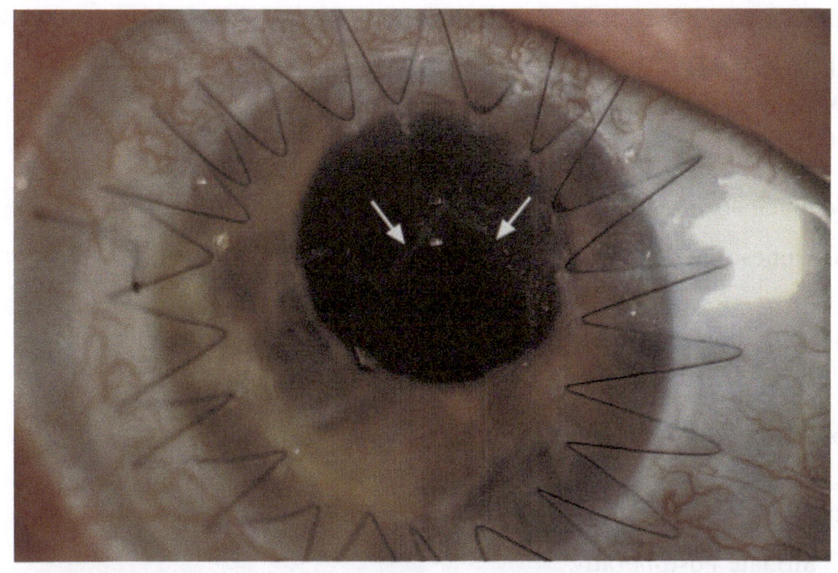

2.17 a

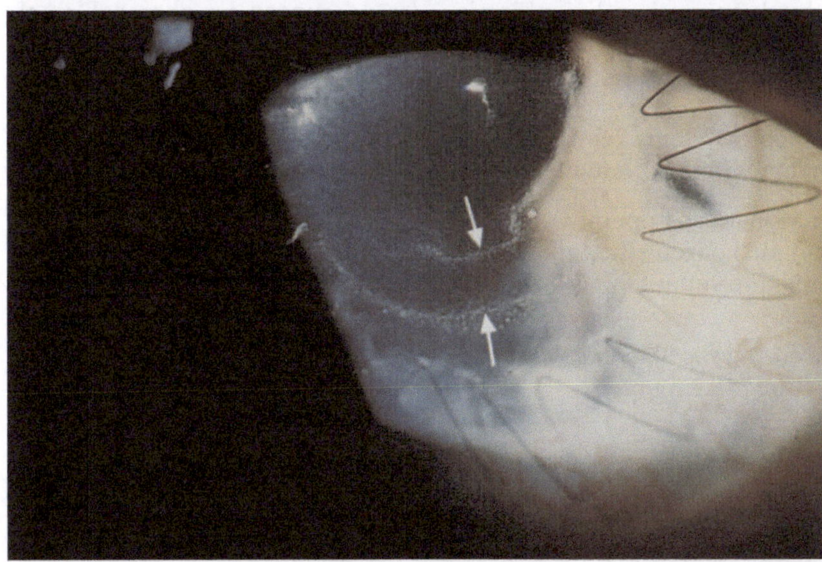

2.17 b

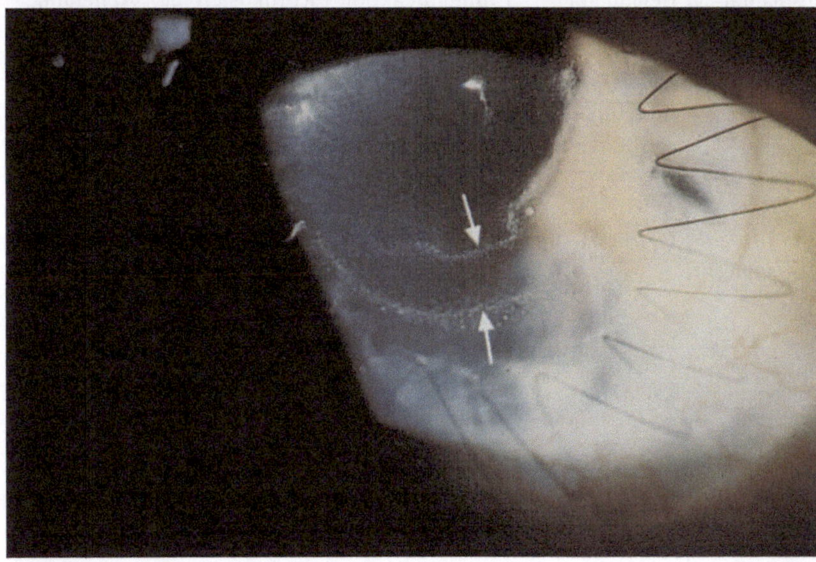

2.18

Linienförmige Veränderungen am Epithel
Differentialdiagnose

Abb. 2.19. Weiblich 46 Jahre.

Anamnese: perforierende Keratoplastik à chaud bei Herpes.

3 Wochen postoperativ.
Befund: linienähnliche Epitheliopathie im Lidspaltenbereich rezidivierend, gleiche Lokalisation.

Abb. 2.20. Weiblich, 72 Jahre.

Anamnese: perforierende Keratoplastik bei *Fuchs*scher Endotheldystrophie.

22 Monate postoperativ.
Befund: verzweigte linienförmige Veränderungen im oberen Drittel des Transplantates. Rückbildung unter Gleitmitteltherapie.
Ursache: Benetzungsstörung.

Abb. 2.21. Weiblich, 37 Jahre.
Anamnese: perforierende Keratoplastik bei Keratokonus.

9½ Monate postoperativ.
Befund: konzentrisch zum Transplantatrand vor den Einstichstellen der Nähte verlaufendes Band von Vakuolen. Epithel nicht anfärbbar.

Anmerkung zur Differentialdiagnose zu Abb. 2.19–2.21:
vgl. Tabelle 2.3 unten.

Tabelle 2.3. Linien- und bandförmige Veränderungen am Epithel. Differentialdiagnose.

Klin. Bild	Lokalisation	Ursache	Therapie	Verlauf
Transplantatbegrenzte feine Linie	Beginn am Transplantatrand, Wanderung!	Immunreaktion	Kortikosteroide	Abheilung
Epithelleisten, Epithelaufbrüche, bandförmig	Lidspalte, ortsbeständig	Zustand nach Herpes/ Verätzung	Gleitmittel	Rezidivierend, oft therapierefraktär
Dendritiforme Verzweigungen	Unterschiedlich	Keratitis sicca (DD Herpes)	Gleitmittel (ggf. Virustatika)	Abheilung unter konstanter Therapie
Epithelveränderung, bandförmig	Höhe Oberlidkante, ortsbeständig	Nystagmus, Lidkantenveränderung	Gleitmittel (ggf. KL)	Abheilung
Vakuolen	konzentrisch zur Naht, ggf. Wanderung zentripetal	Nahtzug	–	Abheilung nach Nahtentfernung

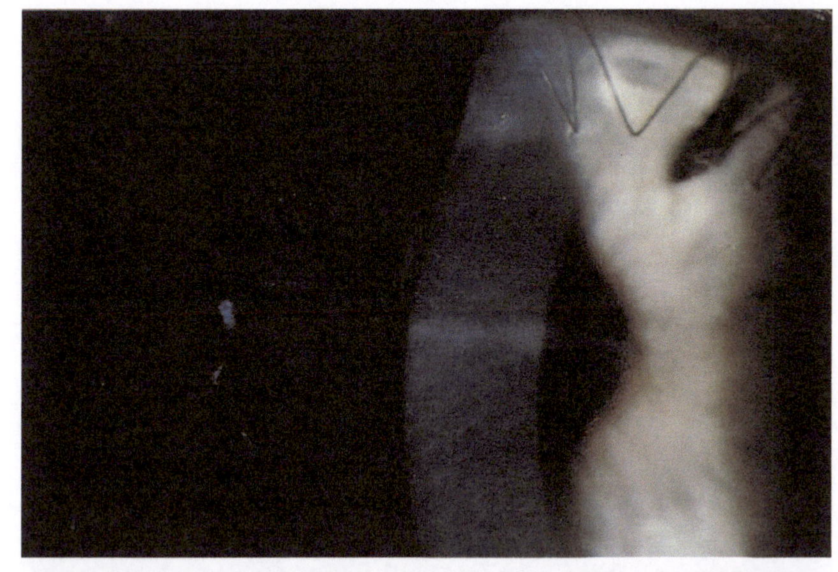

2.19

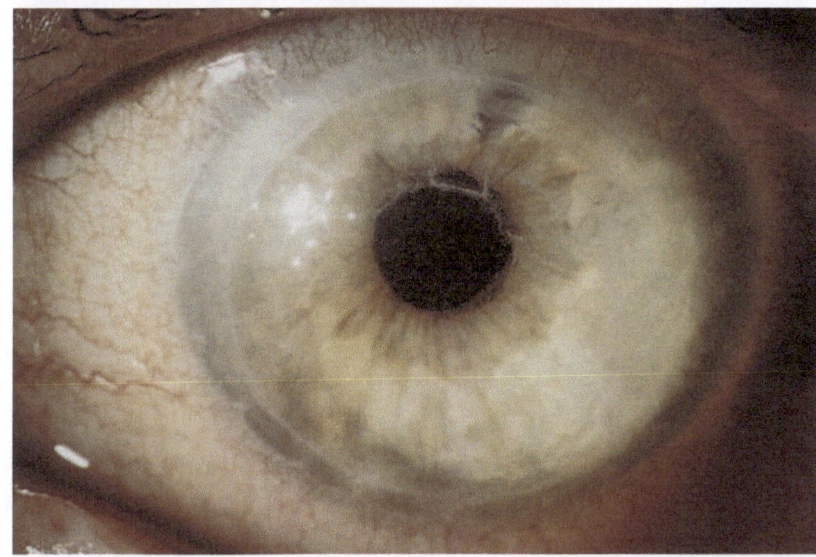

2.20

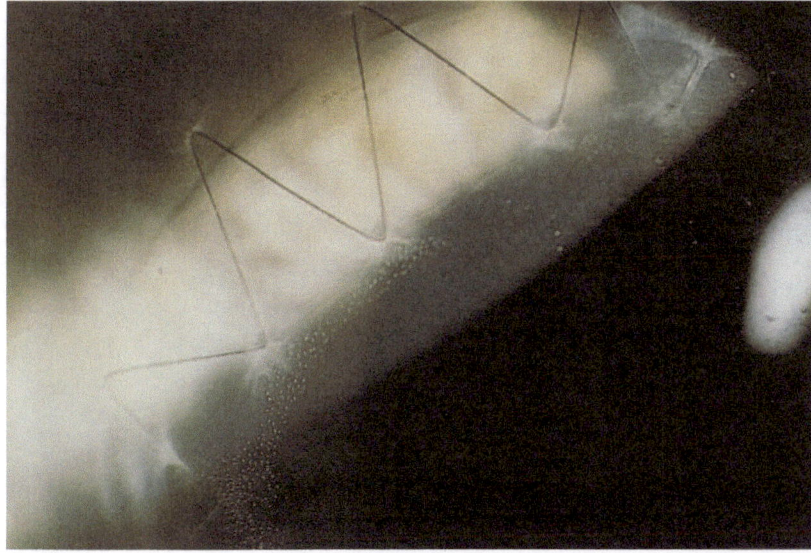

2.21

3 Subepitheliale Komplikationen

3.1 Immunologische Genese

1978 wurden erstmals subepitheliale Infiltrate als eine Form der Immunreaktion von *Krachmer u. Alldredge* [3] beschrieben. Es handelt sich dabei um feine rundliche Infiltrate in Höhe der *Bowman*schen Membran, die am reizfreien Auge auftreten (Abb. 3.1 und 3.2). Sie sind auf das Transplantat begrenzt, aber unregelmäßig verteilt. Eine Kombination mit anderen Formen der Immunreaktion ist möglich (Abb. 3.3). Im Vergleich zu der epithelialen Immunreaktion werden die subepithelialen Infiltrate relativ spät beobachtet. Sie treten noch nach 12 Monaten und mehr postoperativ auf und sind gelegentlich ein Zufallsbefund, erhoben anläßlich einer spät durchgeführten Fadenentfernung. Eine relativ frühe Manifestation der subepithelialen Infiltrate wurde bei Rekeratoplastiken gesehen [6].

Nach Angaben in der Literatur liegt die Häufigkeit der subepithelialen Infiltrate, bezogen auf Gesamtkollektive, zwischen 2,4 % und 15 % [1, 2, 5, 6]. Die nummulären Herde können relativ spät auftreten [1, 7], d.h. zu einem Zeitpunkt, wenn der Patient sich nicht mehr regelmäßig in augenärztlicher Kontrolle befindet. Trotz dieser Immunreaktion ist das Auge reizfrei. Wenn keine Beteiligung der tieferen Schichten vorliegt, bleiben in der Regel keine Dauerschäden zurück. Es ist deshalb anzunehmen, daß diese abortive Form einer Immunreaktion häufiger als bisher bekannt vorkommt.

Subepitheliale Infiltrate sind in der Regel reversibel. Eine schnell einsetzende immunsuppressive Therapie erscheint trotzdem erforderlich, da die Kombination mit anderen Formen der Immunreaktion wie der endothelialen Immunreaktion vorkommt (nach *Alldredge u. Krachmer* [1] in 63,6 % der Fälle) (vgl. Abb. 3.3).

3.2 Nichtimmunologische Genese

Bei einigen Transplantaten läßt sich in der Umgebung der Fäden limbusparallel eine subepithelial gelegene Verdichtung beobachten. Diese subepitheliale Fibrose schließt i. allg. mit den Einstichstellen der Fäden ab. Eine Ausbreitung nach zentral kommt vor (Abb. 3.4–3.6). Eine Beeinträchtigung des Sehvermögens wurde bisher nicht beobachtet. Die Ursache dieser Veränderungen ist unklar. Sie wird unabhängig von Nahtführung und Operateur beobachtet. Eine Reaktion auf das Nahtmaterial ist möglich. Eine subklinisch verlaufende postoperative Infektion, gefördert durch Kortikosteroidtherapie, erscheint diskutierbar. Die Annahme, daß wenig virulente Keime – in Analogie zu den Fadeninfiltrationen – eine Rolle spielen, ist Hypothese.

Von *Mannis* [4] wurde 1983 auf Eisenablagerungen zentral vom Nahtbereich hingewiesen, die konzentrisch zur Naht verlaufen und gelegentlich im Zusammenhang mit subepithelialer Fibrose gesehen werden. Als mögliche Ursache werden Unregelmäßigkeiten der Hornhautoberfläche durch Nahtzug oder auch durch subepitheliale Fibrose angesehen.

3.3 Differentialdiagnose

Differentialdiagnostisch müssen die immunologisch verursachten subepithelialen Infiltrate von der viral bedingten Keratoconjunctivitis epidemica abgegrenzt werden. Das klinische Bild der Nummularisherde ist bei beiden Erkrankungen gleich. Im Gegensatz zu der Keratoconjunctivitis epidemica bleiben die immunologisch bedingten subepithelialen Infiltrate nach Keratoplastik aber streng auf das Transplantat begrenzt und treten am reizfreien Auge auf.

Die subepitheliale Fibrose kommt in der beschriebenen Form nur bei Keratoplastiken vor. Eine differentialdiagnostische Abgrenzung erübrigt sich.

Literatur

1. Alldredge OC, Krachmer JH (1981) Clinical types of corneal transplant rejection. Their manifestations, frequency, preoperative correlates and treatment. Arch Ophthalmol 99:599–604
2. Arentsen JJ (1983) Corneal transplant allograft reaction: Possible predisposing factors. Trans Am Ophthalmol Soc 81:361–402
3. Krachmer JH, Alldredge OC (1978) Subepithelial infiltrates: a probable sign of corneal transplant rejection. Arch Ophthalmol 96:2234–2237
4. Mannis MJ (1983) Iron deposition in the corneal graft. Arch Ophthalmol 101:1858–1861
5. Pleyer U, Weidle EG, Lisch W, Steuhl KP, Moehrle C, Richter U, Zierhut M, Selbmann HK (1990) Klinische Verlaufsformen immunologischer Transplantatreaktion nach perforierender Keratoplastik. Fortschr Ophthalmol 87:14–19
6. Severin M (1986) Immunreaktionen nach Keratoplastik. Klin Monatsbl Augenheilkd 188:200–208
7. Severin M, Pfister P, Kirchhof B (1991) Complications tardives après kératoplastie. Ophthalmologie 5:280–282

Abbildungen 3.1–3.6

Subepitheliale Infiltrate

Abb. 3.1. Weiblich, 64 Jahre.

Anamnese: perforierende Keratoplastik bei Keratokonus.

14 Monate postoperativ.
Befund: anläßlich der Vorstellung zur Fadenentfernung: dichte, auf das Transplantat begrenzte Nummularisherde. Zusätzlich einzelne Endothelpräzipitate und intraepitheliale Vakuolen konzentrisch zum Transplantatrand vor den Einstichstellen des fortlaufenden Fadens.

Beurteilung:
subepitheliale Immunreaktion mit Infiltraten, zusätzlich Zeichen einer endothelialen Immunreaktion. Späte Manifestation. Die Vakuolen sind ein Nebenbefund. Sie haben keine immunologische Bedeutung

Abb. 3.2 a und b. Weiblich, 71 Jahre.

Anamnese: Zustand nach mehrfachen Glaukomoperationen und Keratoplastik. Hypermature Katarakt. Rekeratoplastik und Kataraktextraktion bei bullöser Keratopathie.

a 3 Monate postoperativ.
Befund: auf das Transplantat begrenzte Nummularisherde bei reizfreiem Auge. Therapie: Kortikosteroide lokal.

b 3½ Monate später.
Befund: Abheilung mit klarer Hornhaut.

Beurteilung:
Immunreaktion in Form von subepithelialen Infiltraten von der Patientin unbemerkt abgelaufen

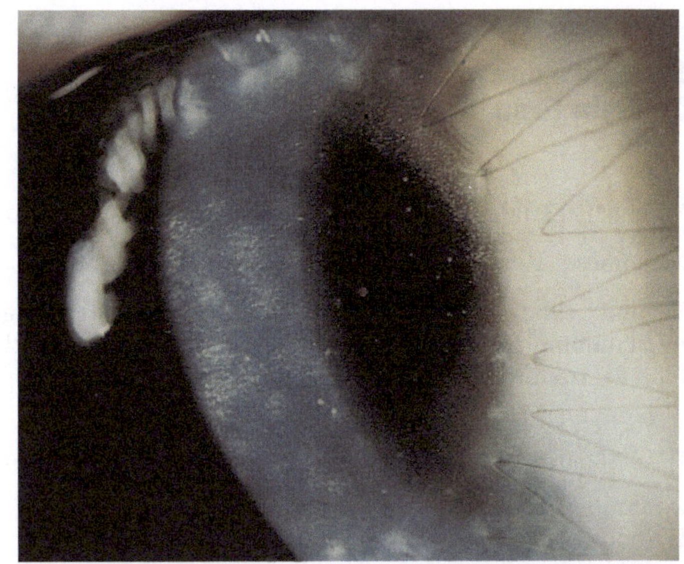

3.1

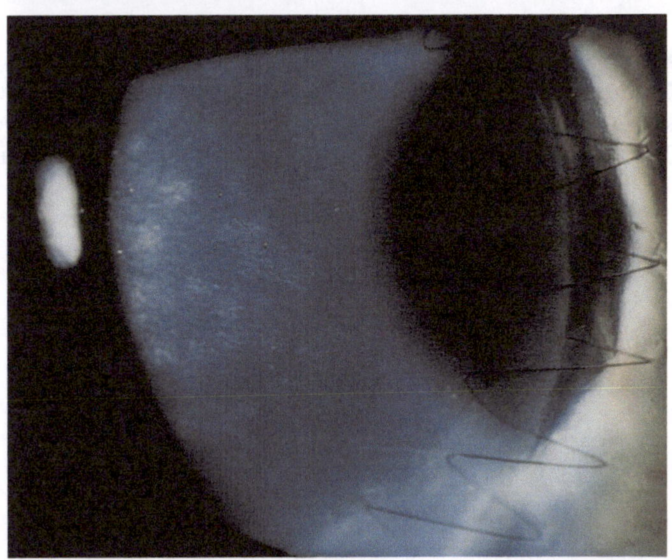

3.2 a

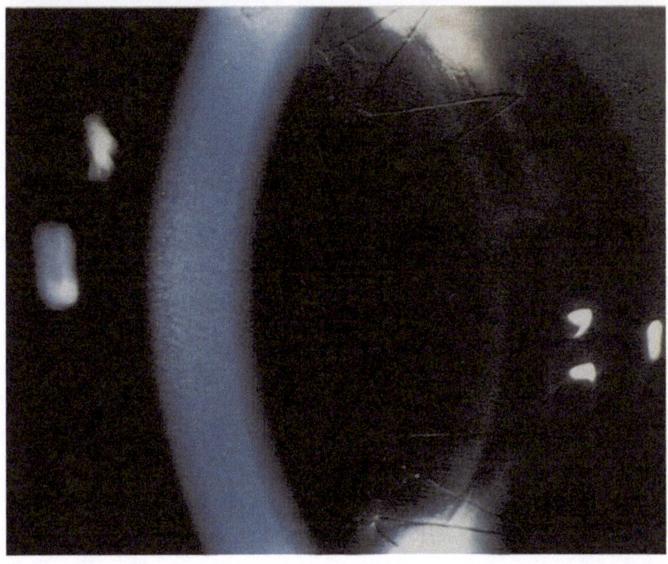

3.2 b

Subepitheliale Infiltrate
Schwere Form

Abb. 3.3 a–c. Weiblich, 23 Jahre.

Anamnese: Keratoplastik wegen herpetischer Keratitis.

a Befund: subepithelial gelegene konfluierende Trübungen. Zentral noch nummularisartige Konfiguration erkennbar. Zusätzlich endotheliale Präzipitate. Therapie: Kortikosteroide lokal.

b 4 Wochen später.
Befund: subepithelial gelegene Trübungen weniger dicht.

c 2 Jahre später.
Befund: klares Transplantat.

Beurteilung:
Immunreaktion mit subepithelialen Infiltraten in ungewöhnlich starker Ausbildung, zusätzlich leichte Form der endothelialen Reaktion. Trotzdem gute Prognose, Abheilung mit klarem Transplantat

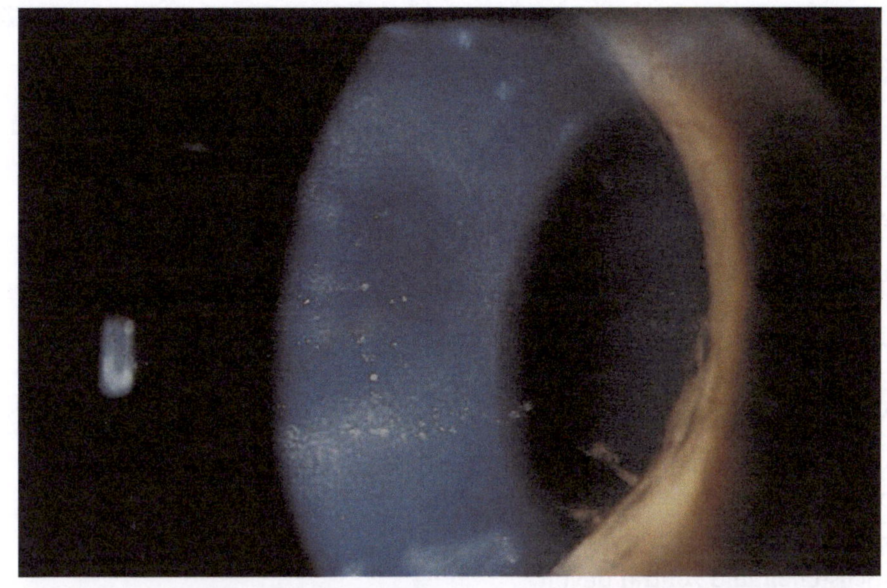

3.3 a

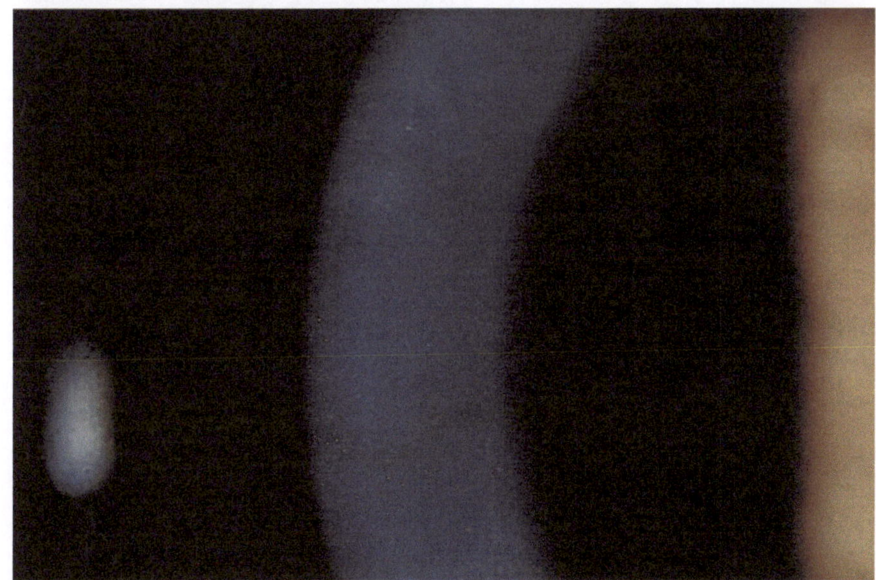

3.3 b

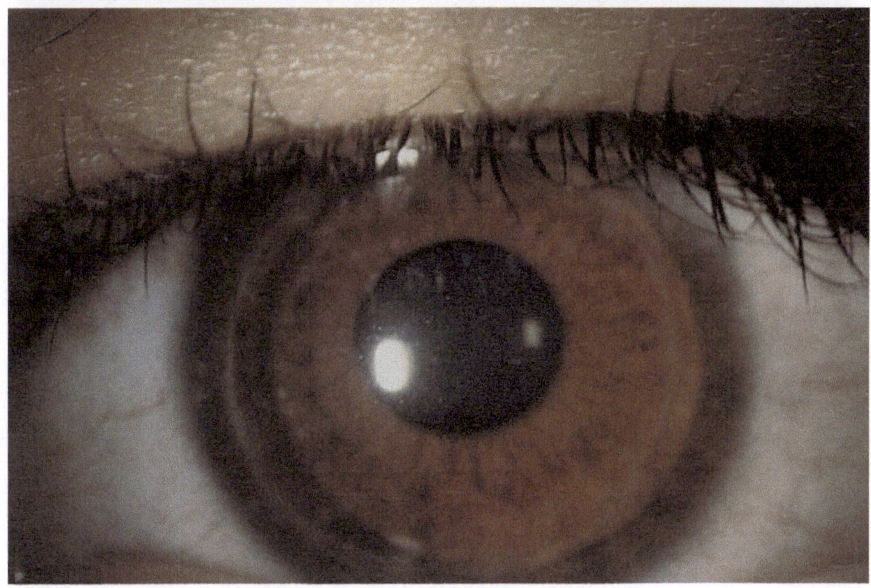

3.3 c

Subepitheliale Fibrose

Abb. 3.4 a und b. Weiblich, 22 Jahre.

Anamnese: Keratoplastik bei Keratokonus.

a 17 Monate postoperativ.
Befund: umschriebene subepitheliale Fibrose in Umgebung der Naht.

b Derselbe Zeitpunkt. Darstellung der Trübung im Spalt.

Abb. 3.5. Männlich, 33 Jahre.

Anamnese: Zustand nach Keratoplastik. Keine weiteren Einzelheiten bekannt.

Befund: zirkuläre subepitheliale Fibrose im Bereich der Fadeneinstichstellen und zentral davon.

Abb. 3.6. Männlich, 26 Jahre.

Anamnese: perforierende Keratoplastik bei Keratokonus.

12 Monate postoperativ.
Befund: ausgeprägte, weit nach zentral reichende subepitheliale Fibrose (tiefliegender Knoten mit Fadenende konnte nicht entfernt werden).

Beurteilung zu Abb. 3.4–3.6:
subepitheliale Fibrose in verschieden starker Ausbildung. Ursachen unklar

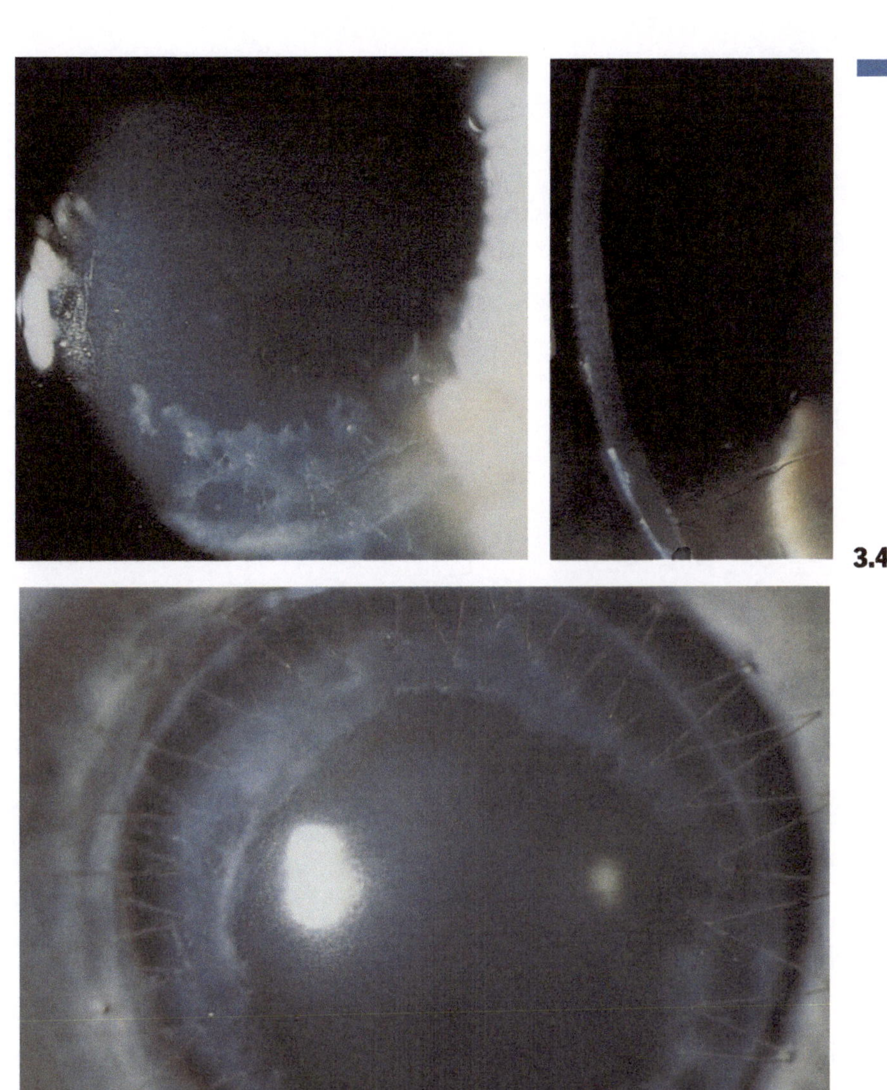

3.4 a

3.4 b

3.5

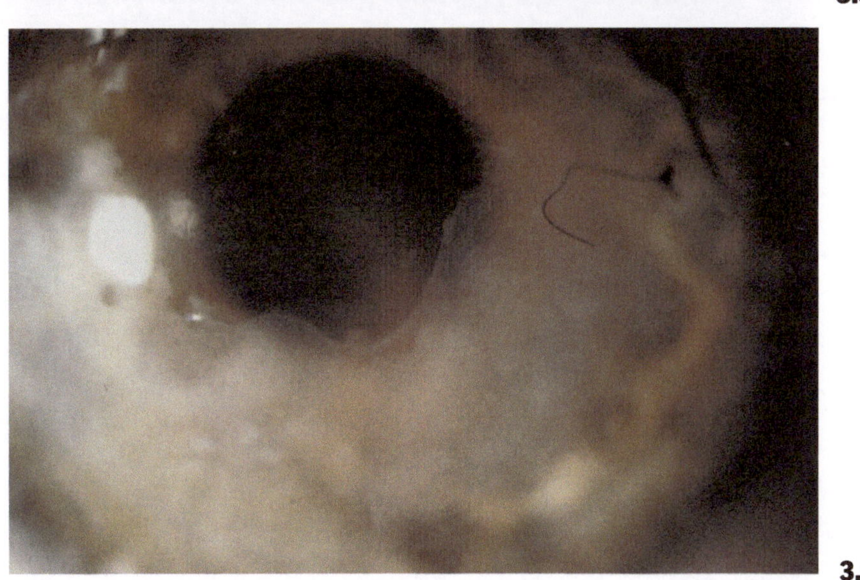

3.6

4 Stromale Komplikationen

4.1 Immunologische Genese

Immunologische Prozesse im Stroma können sich ausdrücken durch subepitheliale Infiltrate, oberflächliche Einschmelzungen und Stromainfiltration.

4.1.1 Subepitheliale Infiltrate

Die subepithelialen Infiltrate werden als ein immunologischer Prozeß der oberflächlichsten Stromaschichten angesehen. Sie wurden als eigenes Krankheitsbild besprochen (Kap. 3.1).

4.1.2 Oberflächliche Einschmelzungen

Oberflächliche Einschmelzungsprozesse können sich, ausgehend vom Rand des Transplantates, zungenförmig ausbreiten. Das Bild ist im Gegensatz zu den anderen immunologischen Veränderungen des Transplantates nicht klar definiert. Möglicherweise handelt es sich hierbei um einen multifaktoriellen Prozeß, bei dem zusätzlich Benetzungsstörungen eine Rolle spielen. Die ätiologische Abgrenzung ist aufgrund des klinischen Bildes nicht immer möglich und oft erst aus Erfolg oder Mißerfolg der Therapie abzuleiten (Abb. 4.1 und 4.2). Gelegentlich auftretende marginale Infiltrate im Transplantatrand können Immuninfiltrate sein [12, 13]. Differentialdiagnostisch muß an ein Herpesrezidiv gedacht werden.

4.1.3 Akute Stromaeinschmelzung, „Stromanekrose"

Die akute Stromanekrose verdient am ehesten den Ausdruck „Abstoßungsreaktion". Im Gegensatz zu anderen immunologischen Reaktionen läßt sich im Spaltlampenbild keine klare Begrenzung auf eine Hornhautschicht nachweisen. Das Stroma ist in allen Schichten getrübt. Histologisch liegt eine leukozytäre Infiltration in Kombination mit Lymphozyten und Plasmazellen vor [11]. Im Spaltlampenbild überwiegt eine sich schnell ausbreitende weiße, dichte, gleichmäßige, auf das Transplantat begrenzte Infiltration (Abb. 4.3).

Akute Stromanekrosen sind mit 1 bis 2% selten [10, 12]. Die Differentialdiagnose kann sehr schwierig sein. Die Diagnose liegt dann nahe, wenn Faktoren vorliegen, die zu einer Immunreaktion begünstigen, wie Rekeratoplastik, großer Transplantatdurchmesser, vorbestehende entzündliche Vaskularisation, Limbusnähe des Transplantates und fehlende immunosuppressive Behandlung (Abb. 4.4).

4.2 Nichtimmunologische Genese

4.2.1 Fadeninfiltrate, kristalline infektiöse Keratopathie

Gorovoy et al. [2] beschrieben 1983 feine, nadelartig verzweigte Trübungen im mittleren Stroma im Zusammenhang mit dem Nahtverlauf. Auffallend war das Fehlen einer umgebenden Entzündung. Histologische und elektronenmikroskopische Untersuchungen zeigten intrastromale Ansammlungen von grampositiven Kokken. Von *Meisler et al.* [6] stammt der Begriff „kristalline infektiöse Keratopathie" (1984). Andere Autoren haben mit Falldarstellungen zu dem Krankheitsbild der „kristallinen intrastromalen Einlagerungen" beigetragen [3, 4, 5, 7, 8, 14].

Das klinische Bild dieser Keratopathie läßt sich dahingehend zusammenfassen, daß bei entzündungsfreiem Auge kristalline Ablagerungen im Zusammenhang mit dem Faden, aber auch unabhängig davon im vorderen Stroma gefunden werden (Abb. 4.5). Dabei kann das Epithel intakt sein. Der Prozeß ist langsam progredient. Die Berichte in der Literatur beziehen sich auf Einzelbeobachtungen. Als Ursache der Infiltration werden schwach virulente Keime, wie Streptococcus viridans, angegeben. Nach den Beobachtungen von *Weisenthal et al.* [14] können aber auch Pilze ein ähnliches Bild imitieren. Die kristalline Anordnung wird wahrscheinlich durch die Lagerung zwischen den Stromalamellen begünstigt. Entscheidend für die Diagnose dieser langsam progredienten Keratopathie ist das kristalline Aussehen der Infiltrate bei entzündungsfreiem Auge.

Da das Epithel über den Veränderungen intakt sein kann, gelingt der kulturelle Nachweis selten. Am ehesten kann die Diagnose durch Biopsie gesichert werden. Als Ursache dieser durch schwach virulente Keime hervorgerufenen Entzündung wird u.a. eine Langzeittherapie mit Kortikosteroiden angesehen. Möglicherweise spielt auch die herpetische Keratitis als Grunderkrankung mit den Folgen der Epithelisierungsstörung eine Rolle. Die intralamellär gelegenen Bakterienkolonien sind einer Therapie schwer zugänglich. Eine antibiotische Behandlung ist erforderlich. Kortikosteroide sollten abgesetzt werden.

4.2.2 Erregerbedingtes Ulkus

Ein bakterielles oder mykotisches Ulkus kann zu jeder Zeit postoperativ entstehen. Hierzu tragen vor allem dauerhafte Epithelisierungsstörungen und Grunderkrankungen mit Disposition zu Infektionen, wie z.B. Atopie, Diabetes und Alkoholabhängigkeit, bei. Von *Fong et al.* [1] (1988) wird die Häufigkeit der mikrobiellen Keratitis nach perforierender Keratoplastik mit 3,3 % angegeben. Diese Zahl bezieht sich auf ein Gesamtkollektiv. Bei Risikogruppen steigt der Prozentsatz. Mit dieser Komplikation muß bei bestimmten Patienten auch noch Jahre nach der Keratoplastik gerechnet werden, besonders wenn keine laufende Überwachung mehr stattfindet. Unkontrollierte Kortikosteroidtherapie begünstigt diese Infektion.

Das keimbedingte Ulkus im Transplantat kann als Spätkomplikation auftreten (s. Kap. 8). Die Begleiterscheinungen gleichen denen des Hornhautulkus an der nichttransplantierten Hornhaut (Abb. 4.6 und 4.7).

4.3 Differentialdiagnose

4.3.1 Subepitheliale Infiltrate

Die Abgrenzung der subepithelialen Infiltrate von der Keratoconjunctivitis epidemica wurde besprochen, s.o.

4.3.2 Oberflächliche Einschmelzungen

Bei den oberflächlichen Einschmelzungsprozessen des Stroma kann es sich um einen multifaktoriellen Prozeß handeln. Neben immunologischen Faktoren kommen Benetzungsstörungen und eine herpetische Infektion in Frage [9, 13]. Das klinische Bild ist oft schwierig zu deuten. Während immunologische und herpetische Prozesse ohne Therapie progredient sind, werden Benetzungsstörungen eher die Tendenz haben, lokalisiert zu bleiben. Im Zweifelsfall entscheiden therapeutischer Erfolg oder Mißerfolg über die Diagnose.

4.3.3 Kristalline Keratopathie

Die kristalline Keratopathie mit ihren nadelförmigen Ausläufern bei reizfreiem Auge ist in dieser Form sonst nicht bekannt und bedarf keiner differentialdiagnostischen Abgrenzung.

4.3.4 Stromanekrose

Die sehr wichtige Differentialdiagnose zwischen immunologisch bedingter akuter Stromanekrose und bakteriell/mykotisch bedingter Stromainfiltration ist aufgrund des klinischen Bildes oft nicht zu stellen. Die Differenzierung ergibt sich am ehesten aus der Anamnese und dem Verlauf (Tabelle 4.1).

Für eine Immunreaktion spricht das Vorliegen von Faktoren, die zu einer Immunreaktion begünstigen, wie die Rekeratoplastik, der große Transplantatdurchmesser, Vaskularisation und entzündliche Komponenten. Auch der akute Verlauf deutet in diese Richtung. Für eine keimbedingte Stromainfiltration sprechen vorangehende

Tabelle 4.1. Akute Stromanekrose. Differentialdiagnose

	Immunreaktion (IR)	Bakteriell/ mykotische Infektion
Faktoren, die eine IR begünstigen	+++	Verschieden (0 0 +++)
Lokalisation	Im Transplantat, Beginn am Grenz- ring. Empfänger- hornhaut frei	Unterschiedlich
Akuter Verlauf	+++	+
Vorbestehende Oberflächen- probleme	0	+++
Grunderkrankung	Unterschiedlich	Disposition zu bakteriell/myko- tischer Infektion

Oberflächenprobleme mit einer Disposition zu bakteriellem oder mykotischem Ulkus. Der Verlauf ist in der Regel weniger foudroyant als bei der Immunreaktion.

Literatur

1. Fong LP, Ormerod LD, Kennyou KR, Foster CS (1988) Microbial keratitis complicating penetrating keratoplasty. Ophthalmology 95:1269–1275
2. Gorovoy MS, Stern GA, Hood CI, Allen C (1983) Intrastromal noninflammatory bacterial colonization of a corneal graft. Arch Ophthalmol 101:1749–1752
3. Groden LR, Pascucci SE, Brinser JH (1987) Haemophilus aphrophilus as a cause of crystalline keratopathy. Am J Ophthalmol 104:89
4. James CB, McDonnell PJ, Falcon MG (1988) Infectious crystalline keratopathy. Br J Ophthalmol 72:628–630
5. Kincaid MC, Snip RC (1987) Antibiotic resistance of crystalline bacterial ingrowth in a corneal graft. Ophthalmic Surg 18:268–270
6. Meisler DM, Langston RHS, Naab TJ, Aaby AA, McMahon JT, Tubbs RR (1984) Infectious crystalline keratopathy. Am J Ophthalmol 97:337–343
7. Nanda M, Kaz Soong H, Krenz MP, Green WR (1986) Intracorneal bacterial colonization in a crystalline pattern. Graefes Arch Clin Exp Ophthalmol 224:251–255
8. Reiss GR, Campbell RJ, Bourne WM (1986) Infectious crystalline keratopathy. Surv Ophthalmol 31:69–72
9. Salisbury JD, Berkowitz RA, Gebhardt BM, Kaufman HE (1984) Herpesvirus infection of cornea allografts. Ophthalmic Surg 15:406–408
10. Severin M (1986) Immunreaktionen nach Keratoplastik. Klin Monatsbl Augenheilkd 188:200–208
11. Silverstein AM, Khodadoust AA (1973) Transplantation immunobiology of the cornea. In: Corneal graft failure. Ciba Symposium 15. Elsevier, Excerpta Medica North-Holland, pp 103–120
12. Sundmacher R (1977) Immunreaktionen nach Keratoplastik. Klin Monatsbl Augenheilkd 171:705–722
13. Sundmacher R (1981) Differential diagnosis of post-keratoplasty complications in herpes patients. In: Sundmacher R (Hrsg) Herpetische Augenerkrankungen. Bergmann, München, S 439–444
14. Weisenthal RW, Krachmer JH, Folberg R, Dunn SP, Whitson WE (1988) Postkeratoplasty crystalline deposits mimicking bacterial infectious crystalline keratopathy. Am J Ophthalmol 105:70–74

Abbildungen 4.1–4.7

Oberflächliche Stromaeinschmelzung

Abb. 4.1 a–c. Männlich, 53 Jahre.

Anamnese: perforierende Keratoplastik bei Hornhauttrübung nach Keratitis disciformis herpetica.

a 4 Wochen postoperativ.
Befund: temporal oben zentral vom Nahtbereich oberflächliche Einschmelzung.
Maßnahme: Gleitmitteltherapie.

b 3 Tage später.
Befund: Progredienz der oberflächlichen Einschmelzung, z.B. Herpesrezidiv.
Maßnahmen: virustatische Therapie lokal (TFT) und systemisch (Zovirax Tbl.). Ergänzende Einzelknopfnähte. Abheilung unter dieser Therapie.

c 5½ Monate postoperativ.
Befund: Oberfläche intakt.

Beurteilung:
die Verschlechterung des Befundes unter reiner Gleitmitteltherapie und die Abheilung unter virustatischer Therapie sprechen für ein Herpesrezidiv

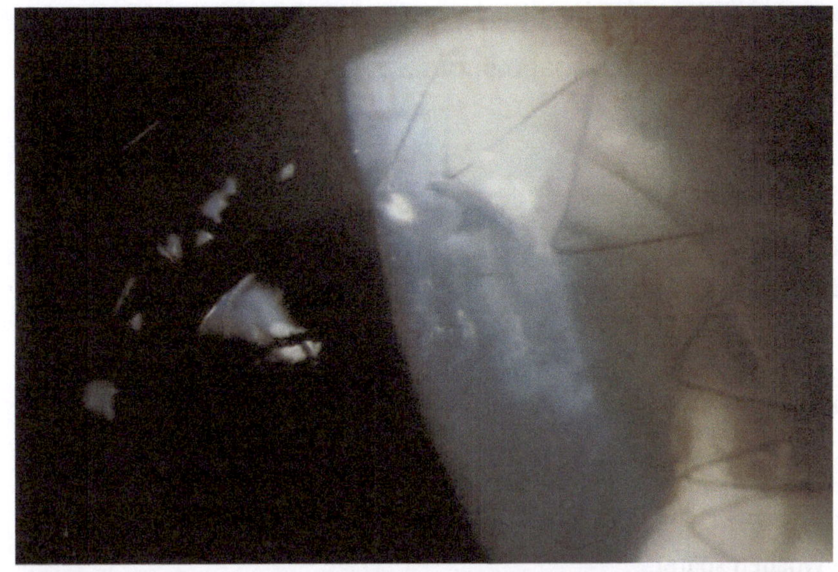

4.1 a

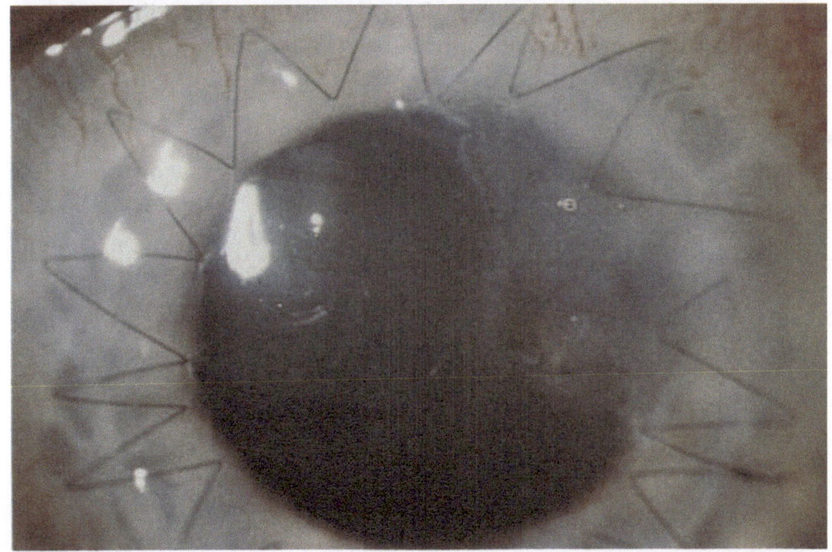

4.1 b

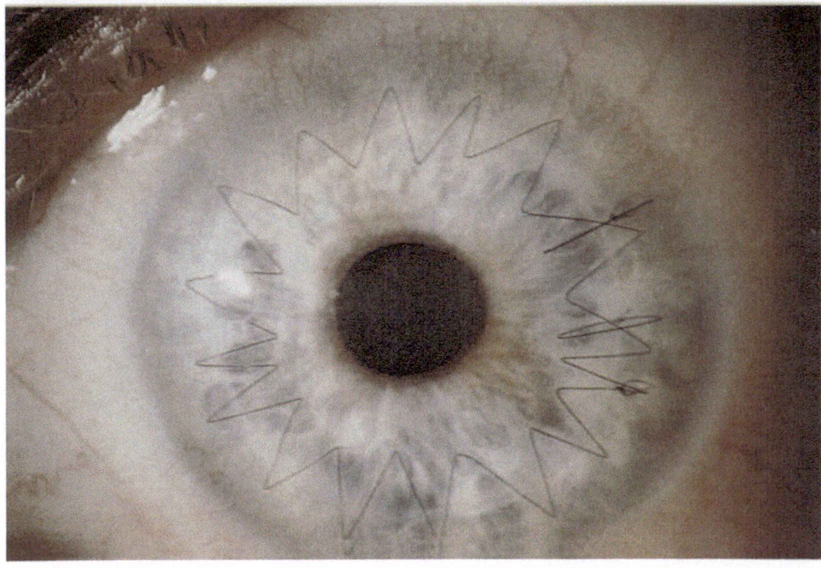

4.1 c

Abb. 4.2 a–c. Männlich, 77 Jahre.

Anamnese: perforierende Keratoplastik wegen Endotheldystrophie nach Linsenimplantation.

a 11 Monate postoperativ.
Befund: im nasal unteren Quadranten Endothelbeschläge im Sinne einer lokalisierten endothelialen Immunreaktion (*Pfeil*).

b 14 Tage später.
Befund: beginnende oberflächliche Einschmelzung im Bereich der vorangegangenen endothelialen Immunreaktion.

c 6 Wochen später.
Befund: Abheilung mit narbigen Veränderungen im Randbereich des Transplantates unter immunosuppressiver Therapie.

Beurteilung:
oberflächliche Einschmelzung bei diesem Patienten wahrscheinlich immunologisch bedingt. Hierauf deuten hin:

1. kurz vor der Einschmelzung endotheliale, auf das Transplantat begrenzte Präzipitate,
2. gutes Ansprechen auf immunosuppressive Therapie

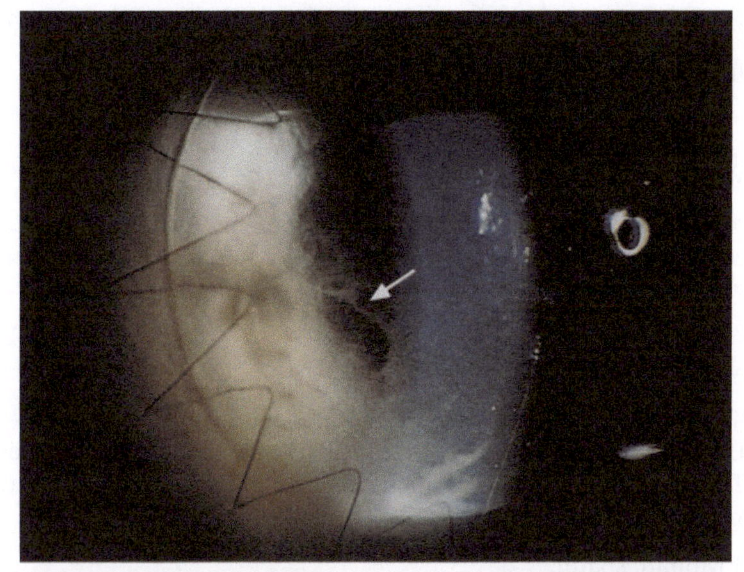

4.2 a

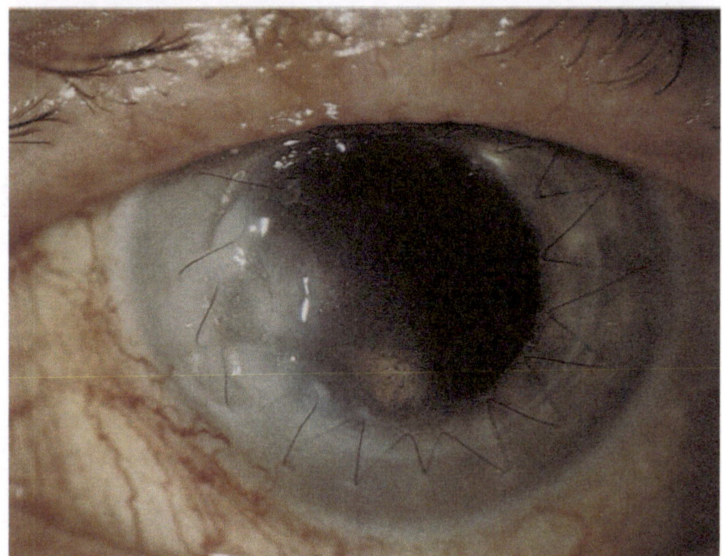

4.2 b

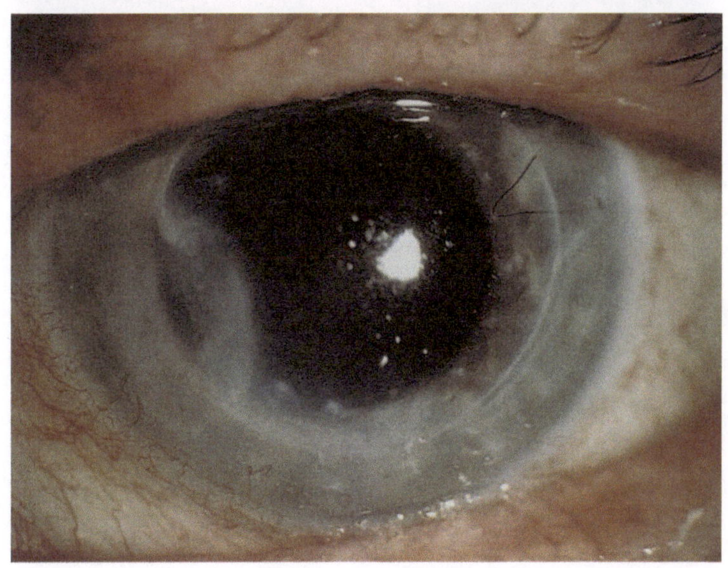

4.2 c

Abb. 4.3 a–c. Weiblich, 63 Jahre.

Anamnese: Zustand nach Herpes zoster mit Iridozyklitis, Cataracta complicata, zirkulärer Gefäßeinsprossung und kalzifizierenden Hornhautnarben.

a Ausgangsbefund.
Maßnahme: perforierende Keratoplastik.

b 8½ Monate nach perforierender Keratoplastik.
Befund: Einschmelzung des Transplantates in der unteren Hälfte mit Trübung aller Hornhautschichten im Sinne einer akuten Stromanekrose. Fadenruptur.

c 3 Monate später.
Befund: narbige Abheilung mit Vaskularisation nach intensiver systemischer immunosuppressiver Therapie.

Beurteilung:
Ursache der akuten Stromanekrose ist wahrscheinlich ein großer Transplantatdurchmesser, der unten bis an die Zone dichter Vaskularisation der Empfängerhornhaut reicht. Der Durchmesser wurde wegen der ausgedehnten kalzifizierenden Hornhauttrübung gewählt

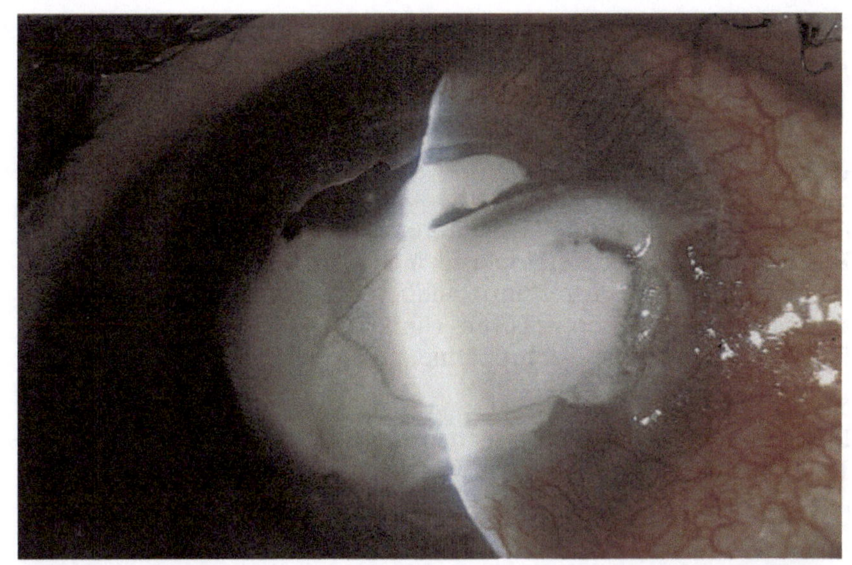

4.3 a

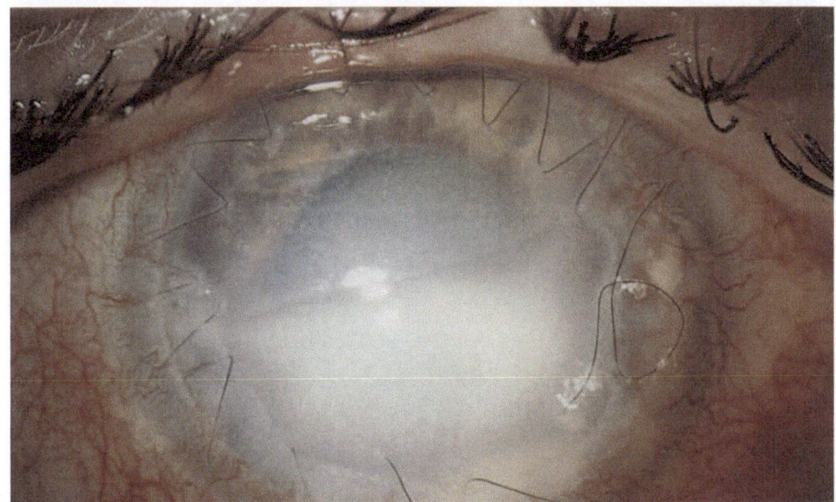

4.3 b

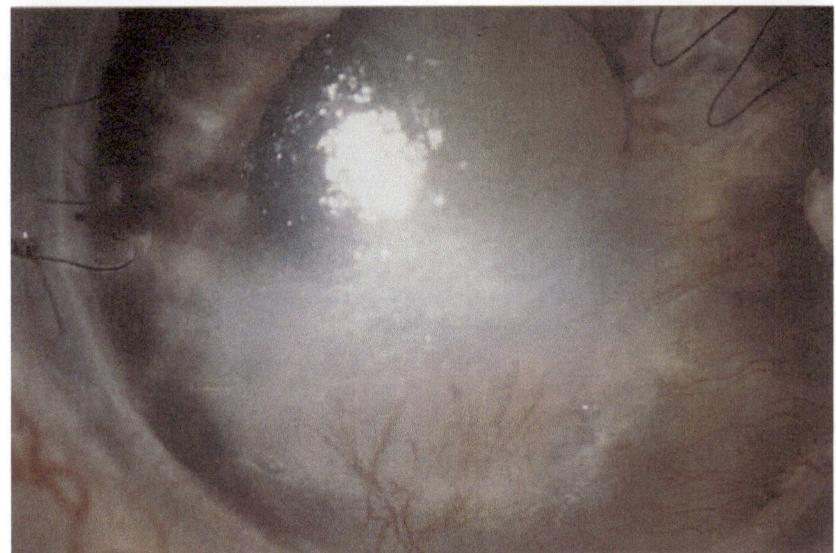

4.3 c

Abb. 4.4. Männlich, 55 Jahre.

Anamnese: generalisiertes Ekzem, rezidivierende Hornhautinfektion, Zustand nach zweiter Keratoplastik à chaud mit großem Durchmesser wegen infektiösem Prozeß im Randbereich. Möglichkeiten einer systemischen immunosuppressiven Therapie begrenzt durch schweren Diabetes, beginnende Nephropathie, chronische Pankreatitis.

5½ Wochen postoperativ.
Befund: sektorenförmige Einschmelzung aller Hornhautschichten des Transplantates, beginnend am Transplantatrand und zungenförmig nach zentral reichend.

Beurteilung:
für eine akute Immunreaktion sprechen

1. Zustand nach mehrfacher Keratoplastik mit großem Durchmesser,
2. Beginn peripher im Transplantatbereich an der Grenze Empfänger-/Spenderhornhaut,
3. foudroyanter Verlauf mit Durchtrübung aller Hornhautschichten,
4. fehlende Möglichkeit einer wirksamen systemischen immunosuppressiven Therapie

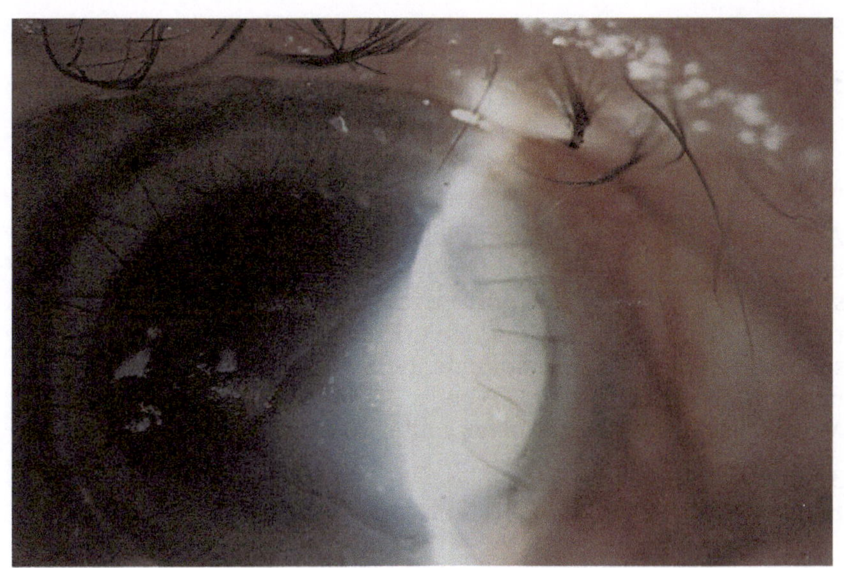

4.4

Abb. 4.5. Männlich, 33 Jahre.

Anamnese: perforierende Keratoplastik wegen Keratokonus. Leichte endotheliale Immunreaktion. Deshalb kontinuierliche lokale Kortikosteroidtherapie. 22 Monate postoperativ umschriebene Stromainfiltration im Fadenbereich. Auge reizfrei. Erreger konnte nicht nachgewiesen werden. Befund nicht dokumentiert. Verdachtsdiagnose: kristalline infektiöse Keratopathie.
Maßnahmen: Fadenentfernung, antibiotische Therapie.

3 Jahre später.
Befund: Abheilung des Infiltrationsbereiches mit Narbe.

Beurteilung:
die Diagnose stützt sich allein auf das klinische Bild

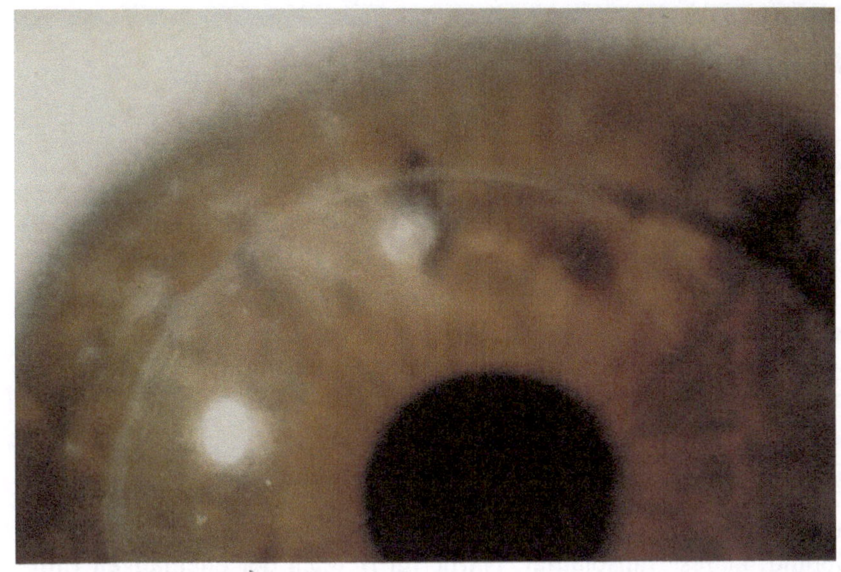

4.5

Verdacht auf bakterielle Infektion

Abb. 4.6 a–c. Weiblich, 59 Jahre.

Anamnese: perforierende Keratoplastik wegen *Fuchs*scher Endothel-dystrophie.

a 4 Monate postoperativ.
Befund: Infiltrat in Fadennähe, Endothelbeteiligung mit Stroma-ödem, Hypopyon. Maßnahme: partielle Fadenentfernung. Therapie: lokale Antibiotika, systemisch Kortikosteroide.

b 7 Monate später.
Befund: klares Transplantat, Infiltrationsbereich narbig abgeheilt.

c 10 Jahre später.
Befund: klares Transplantat. Narbe im Bereich der ehemaligen Infiltration nachweisbar.

Beurteilung:
für eine Infektion sprechen die Lage des Infiltrates, starke Endothel-beteiligung mit Hypopyon. Keime wurden nicht nachgewiesen. Obwohl eine infektiöse Ursache anzunehmen war, wurden ergänzend zu der antibiotischen Lokaltherapie Kortikosteroide systemisch gegeben, um eine evtl. sekundär ausgelöste Immunreaktion zu verhindern

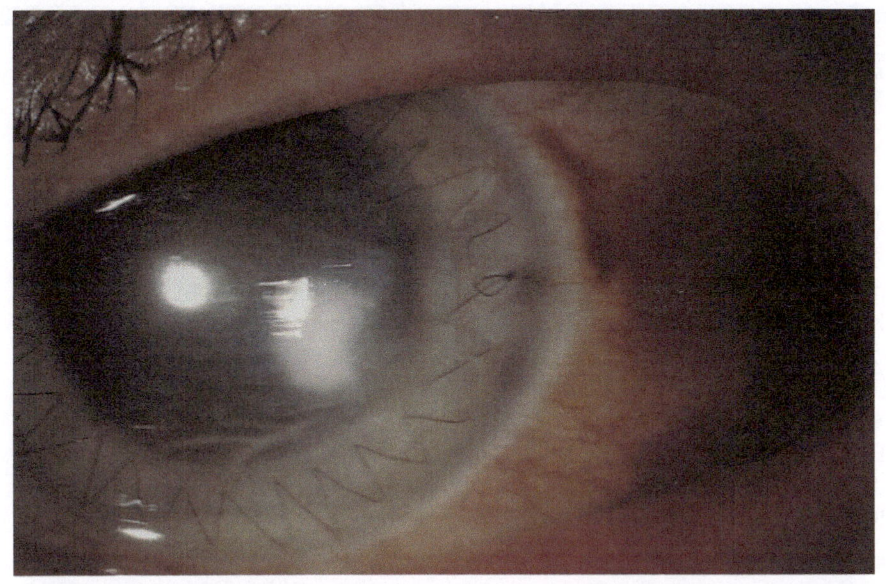

4.6 a

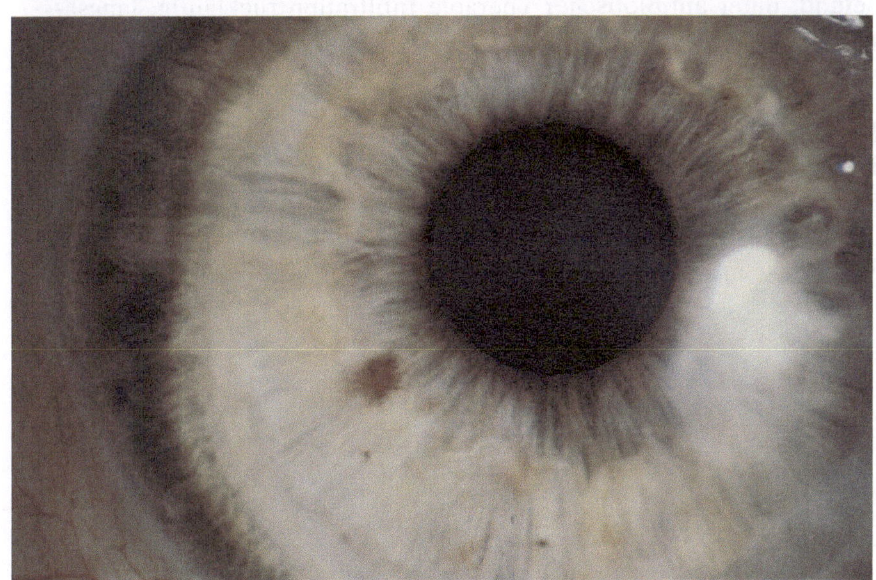

4.6 b

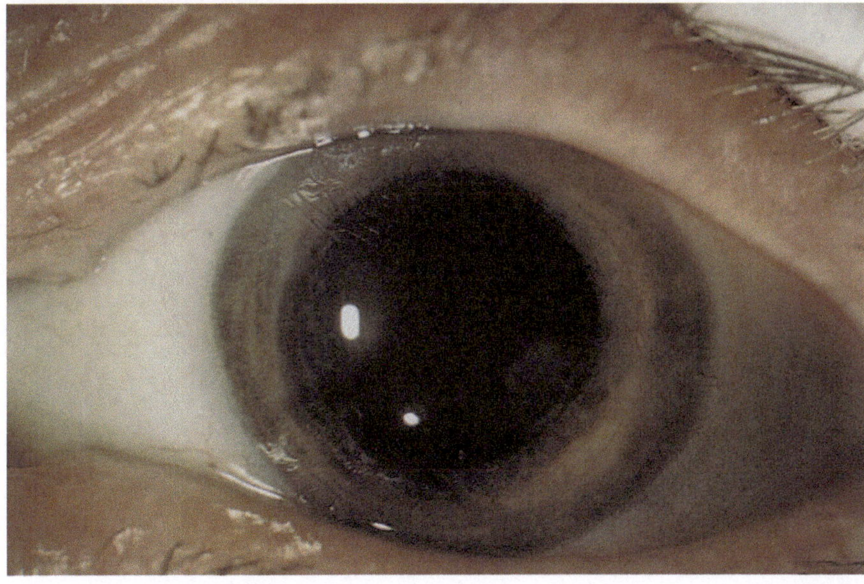

4.6 c

Bakterielle Infektion
bei Disposition zu Oberflächenkomplikationen

Abb. 4.7 a–c. Weiblich, 69 Jahre.

Anamnese: okuläres Pemphigoid. Rezidivierende Hornhautinfektionen, perforierende Keratoplastik à chaud. Allgemeine Therapie mit Kortikosteroiden und Methotrexat.

a Ausgangsbefund.

b 3 Monate postoperativ.
Befund: umschriebenes dichtes Infiltrat im temporal unteren Quadranten intermediär.
Keimnachweis: Diplokokken, keine genauere Differenzierung.

c 5 Monate später.
Befund: unter antibiotischer Therapie Infiltration rückläufig, langsame Abheilung.

Beurteilung:
die sehr dichte, umschriebene, nicht progrediente Infiltration, der Keimnachweis und das Ansprechen auf antibiotische Behandlung sprechen gegen eine immunologische und für eine keimbedingte Infiltration

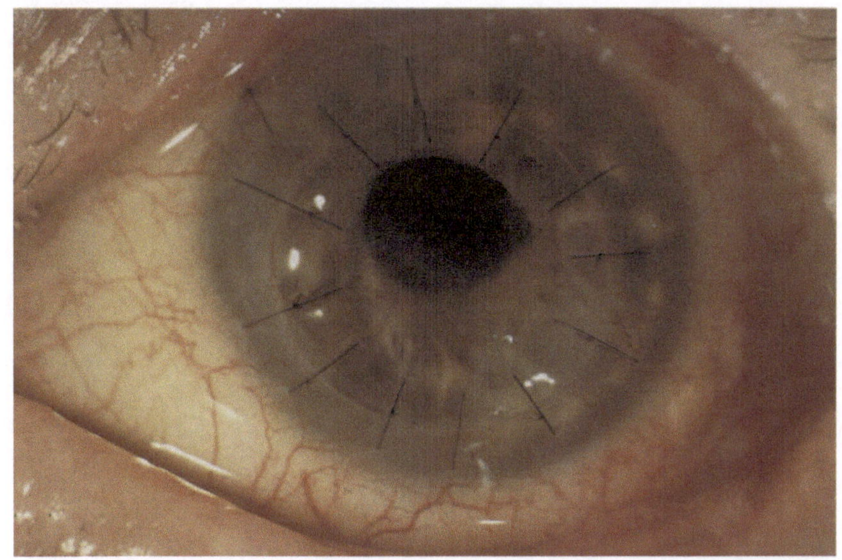

4.7 a

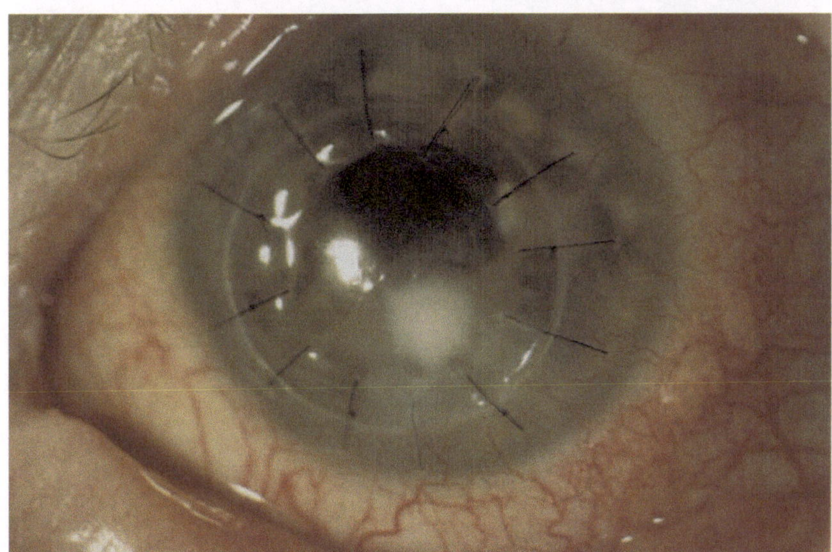

4.7 b

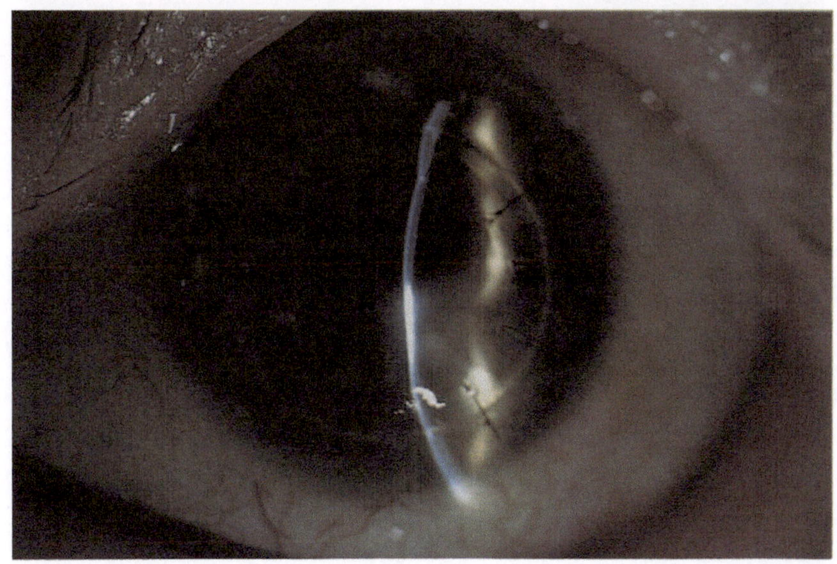

4.7 c

5 Endotheliale Komplikationen

5.1 Immunologische Genese

Im Gegensatz zu den immunologischen Reaktionen am Epithel, im oberflächlichen Stroma und im gesamten Stroma, die jeweils nur ein Erscheinungsbild haben, tritt die immunologische Reaktion am Endothel in ganz unterschiedlichen Formen auf. Ein subklinischer Verlauf der endothelialen Immunreaktion, die für den in den ersten 2 Jahren nach Keratoplastik beobachteten Zellverlust mitverantwortlich ist, wird diskutiert [21]. Als gesichert gelten transplantatbegrenzte Präzipitate am Endothel ohne Stromaödem, Präzipitate mit Ödem und eine progrediente, wandernde Lymphozytenlinie, die auch in Kombination mit irregulär verteilten Präzipitaten vorkommen kann. Diese verschiedenen Formen müssen nach Zeitpunkt, Ablauf und Prognose unterschieden werden.

5.1.1 Endothelfunktion und Immunreaktion

Immunreaktionen können in ihrer schweren Verlaufsform zu einem Transplantatversagen führen, d.h. daß sie eine irreversible Endothelschädigung zur Folge haben. Der spiegelmikroskopische Nachweis der Relation zwischen einer bestimmten Form der endothelialen Immunreaktion und dem hieraus resultierenden Zellverlust ist schwierig. Hierfür gibt es verschiedene Gründe:

1. In den ersten 3 Jahren nach der Keratoplastik wird unabhängig von Immunreaktionen ein Absinken der Endothelzellzahl beobachtet, das durch das operative Trauma – möglicherweise durch eine Umverteilung der Zellen vom Zentrum in Richtung Peripherie – erklärt wird [3]. Nach den Untersuchungen von *Weekers u. Malaise-Stals* [30] kommt es in der er-

sten postoperativen Periode – abhängig von unterschiedlichen Faktoren, wie Aufbewahrung des Materials oder Operationsverlauf – zu einem unterschiedlich starken Endothelzellverlust von 3 bis 68 %. Dieser Zellverlust setzt sich in der zweiten Periode zwischen 2 und 24 Monaten fort. Nach 2 Jahren liegt die Zelldichte etwa zwischen 1500 und 420 Zellen/mm^2. In der dritten Phase wird eine Stabilisierung der Endothelzellzahl beobachtet. Eine signifikante Verminderung der Endothelzellen ist zu diesem Zeitpunkt nicht mehr nachweisbar. Nach 8 Jahren Beobachtungszeit zeigte keines der Transplantate eine Endothelzelldichte über 1000 Zellen/mm^2.

2. Die Mehrzahl der immunologischen Reaktionen sind in den ersten 2 Jahren nach der Keratoplastik zu erwarten. Immunologisch und nichtimmunologisch bedingte Zellverluste fallen also in die gleiche Zeit.

3. Spiegelmikroskopische Untersuchungen, die eine verwertbare Aussage liefern sollen, müssen 1. direkt vor und nach der Immunreaktion stattfinden und 2. die gleichen Endothelbezirke analysieren. Die Untersuchung vor der Immunreaktion setzt häufige Kontrollen voraus, da der Zeitpunkt einer zu erwartenden Immunreaktion nicht bekannt ist. Die Untersuchung während und nach der Immunreaktion kann durch Stromaödem erschwert sein.

Diese Umstände haben dazu geführt, daß es nur wenig Arbeiten gibt, die zu der Frage Endothelveränderung/Immunreaktion Stellung nehmen. *Sundmacher u. Müller* [27] fanden bei Verlaufsbeobachtungen an 7 Patienten nach Immunreaktionen gegen das Endothel Zellverluste zwischen 25 % und 81 %. Das unterschiedliche Ausmaß der Endothelschädigung war abhängig von Therapiebeginn und Therapieintensität. Die Tatsache des Endothelzellverlustes in Abhängigkeit vom Schweregrad der Immunreaktion wurde von *Musch et al.* [12] bestätigt.

Morphologische Untersuchungen bei akuter endothelialer Immunreaktion wurden von *Sundmacher u. Müller* [26], *Hirst u. Stark* [6] und *Hartmann u. Severin* [5] dargestellt. Die Veränderungen unterscheiden sich nicht von denen der Uveitis [5, 6], haben aber in ihrer Kombination mit dem klinischen Bild differentialdiagnostische Aussagekraft. Mit der Endothelmikroskopie sind Zellödeme bereits vor Auftreten der Präzipitate nachweisbar [27].

Von *Ruusuvaara* [21] stammt die Vorstellung, daß eine subklinische Immunreaktion für den Endothelzellverlust nach Keratoplastik verantwortlich ist. Er fand eine Korrelation zwischen Endothelzellverlust und HLA-Inkompatibilität. Die Diskussion über diese Frage ist nicht abgeschlossen [4]. Sie könnte durch spiegelmikroskopische Verlaufskontrollen nach Rotationskeratoplastik oder Autokeratoplastik beantwortet werden. Die hierzu vorliegende Literatur [5, 11, 20, 24] reicht nicht aus, um diese Frage zu klären. Ihre Beantwortung ist wichtig im Hinblick auf die Rechtfertigung einer vorsichtig dosierten Langzeittherapie mit Kortikosteroiden auch bei immunologisch anscheinend nicht gefährdeten Transplantaten.

5.1.2 Endotheliale Immunreaktion, Verlaufsformen

5.1.2.1 Fokal-progressiv

Das klinische Bild der fokal-progressiven Immunreaktion ist gekennzeichnet durch eine Linie zytotoxischer Lymphozyten, die am Transplantatrand beginnt und von dort aus über das Transplantat wandert. Dieses charakteristische Bild konnte aufgrund tierexperimenteller Untersuchungen von *Khodadoust u. Silverstein* [7] als Immunreaktion gedeutet werden. Neben den oben genannten Faktoren, die das Auftreten einer Immunreaktion auslösen können, wird diese spezielle Form der Immunreaktion dadurch begünstigt, daß bei großem Transplantatdurchmesser oder starker Vaskularisation die Spenderhornhaut nahe den Gefäßen der Empfängerhornhaut liegt und der Heilungsprozeß im Grenzbereich zwischen Spender- und Empfängerhornhaut noch nicht abgeschlossen ist. Hieraus ergibt sich, daß die vom Rand des Transplantates ausgehende Lymphozytenfront i. allg. eine früh auftretende Form der Immunreaktion ist (Abb. 5.4). Die feste Vernarbung zwischen Empfänger- und Spenderhornhaut ist in der Regel nach 6 Monaten abgeschlossen. Zu diesem Zeitpunkt hat sich eine *Descemet*sche Membran normaler Stärke entwickelt [16, 17]. Bei Wundheilungsstörungen oder Veränderungen – auch iatrogener Natur – in diesem Bereich wird die fokal-progressive Form der Immunreaktion auch zu einem späteren Zeitpunkt beobachtet (s. Kap. 8).

Das typische klinische Bild einer endothelialen Khodadoust-Linie ist gekennzeichnet durch die am Rand des Transplantates beginnende zytotoxische Lymphozytenlinie, die in Richtung Hornhautzentrum wandert und dabei das Endothel so beeinträchtigt, daß ein Stromaödem entsteht. Damit trennt die Linie den Bezirk klarer, nicht befallener Hornhaut deutlich von dem Bezirk, in dem das Endothel bei abgelaufener Immunreaktion nicht mehr funktionsfähig ist (Abb. 5.1 und 5.4).

Dieses klassische Bild kann dadurch atypisch werden, daß eine Kombination von Khodadoust-Linie und diffus verteilten Präzipitaten möglich ist. Die Beurteilung wird außerdem dadurch erschwert, daß bei länger bestehender Immunreaktion ein ausgedehntes Stromaödem vorliegt und man gelegentlich die endotheliale Khodadoust-Linie erst nach Rückbildung des Ödems erkennen kann (Abb. 5.2 und 5.3). Hieraus erklärt sich, daß in der Literatur nur wenige Angaben zur prozentualen Häufigkeit der endothelialen Khodadoust-Linie – im Vergleich zur diffusen endothelialen Immunreaktion – vorliegen. *Arentsen* [1] fand unter 77 Fällen einer endothelialen Immunreaktion in 45 % eine typische Khodadoust-Linie. Im eigenen Krankengut, das 132 Risikokeratoplastiken mit einer Mindestkontrollzeit von einem Jahr umfaßte, war bei 33 Patienten eine Khodadoust-Linie, teilweise in Kombination mit irregulär angeordneten Präzipitaten, nachweisbar [22].

5.1.2.2 Diffus

Definitionsgemäß können Präzipitate am Endothel, die streng transplantatbegrenzt sind, als Ausdruck einer Immunreaktion gewertet werden. Hierbei zeigen sich verschiedene Schweregrade. Es kann sich um nur einzelne Präzipitate bei klarer Hornhaut handeln, um multiple, auf die Spenderhornhaut begrenzte Präzipitate und schließlich um Präzipitate in Kombination mit

Stromaödem des Transplantates. Diese Tatsache erklärt die sehr unterschiedlichen Angaben in bezug auf die prozentuale Häufigkeit endothelialer Immunreaktionen. Spiegelmikroskopisch hat sich gezeigt, daß auch bei den leichten Formen der Immunreaktion ein deutlicher Endothelschaden nachweisbar ist [27]. Trotzdem bleibt es Ermessensfrage, ob diese sehr leichten Formen der Immunreaktion als solche gewertet werden.

Im Gegensatz zu der fokal-progressiven Immunreaktion mit der typischen Khodadoust-Linie, die dann zu beobachten ist, wenn der Heilungsprozeß zwischen Empfänger- und Spenderhornhaut noch nicht abgeschlossen ist, also zu einem frühen Zeitpunkt, werden die diffus verteilten Präzipitate eher spät beobachtet. In diesen Fällen geht der immunologische Weg nicht über die Gefäße des Randschlingennetzes, sondern über die Uvea (s. Kap. 1). In Ausnahmefällen kann das klinische Bild dieser endothelialen Immunreaktionen aber auch früh beobachtet werden (Abb. 5.5).

Leichte Formen der endothelialen Immunreaktion mit auf das Transplantat begrenzten, diffus verteilten Präzipitaten ohne Hornhautödem kommen auch bei Keratoplastiken guter Prognose ohne zusätzliche Risikofaktoren relativ häufig vor (Abb. 5.6) [9, 22, 28]. Erwartungsgemäß treten schwere Formen der diffusen endothelialen Immunreaktion, d.h. Präzipitate in Kombination mit Stromaödem, häufiger bei Keratoplastiken schlechter Prognose auf. Sie werden etwa gleich oft beobachtet wie die fokal-progressive Form der endothelialen Reaktion [1]. Nach Ansicht von *Stark* [25] ist die diffuse endotheliale Immunreaktion günstiger zu bewerten als die progressive Lymphozytenlinie. Ein wesentlicher Hinweis zur Prognose ergibt sich aufgrund der präoperativen Diagnose und nicht allein aufgrund des klinischen Bildes (Abb. 5.6, Abb. 5.7) [22].

Nach Keratoplastik am zweiten Auge wird gelegentlich eine Immunreaktion am ersten Auge beobachtet (s. Kap. 1). Da die Keratoplastik am 2. Auge in der Regel spät durchgeführt wird, nämlich erst nach abschließendem Ergebnis auf dem ersten Auge, handelt es sich auch hierbei um die diffuse Form der endothelialen Reaktion. Dabei kommt es i. allg. nur zu einer leichten endothelialen Reaktion mit transplantatbegrenzten Präzipitaten ohne Stromaödem.

5.2 Nichtimmunologische Genese

Die Schwierigkeit der Beurteilung nichtimmunologischer endothelialer Veränderungen liegt darin, daß in den ersten 3 Jahren nach Keratoplastik ein kontinuierlicher Endothelzellverlust auftritt. Eine Stabilisierung wird erst nach 3 Jahren beobachtet. Die Ursache dieser Veränderungen ist bisher nicht geklärt (s. Kap. 5.1.1). Als endotheliale Veränderungen nichtimmunologischer Ursache werden die Umverteilung, das vermutete Rezidiv einer endothelialen Grunderkrankung [15] und die Epitheleinwachsung angegeben.

5.2.1 Endothelzellverlust (Umverteilung)

Es ist bekannt, daß es postoperativ zu einem erheblichen Verlust an Endothelzellen kommt. Dieser Prozeß ist unabhängig von der Konservierung des Transplantationsmaterials [18]. Die Frage, ob es sich hierbei um einen immunologischen Prozeß handelt oder um eine Umverteilung bei operativ bedingter Schädigung der Endothelzellen in der Peripherie, ist bisher nicht beantwortet. Nach den Beobachtungen von *Matsuda u. Bourne* [10] handelt es sich um eine Umverteilung, die nach spätestens 5 Jahren abgeschlossen ist. Nach dieser Zeit zeigen die Endothelzellen wieder eine hexagonale Form. Die Theorie der Umverteilung mit Wanderung der Zellen vom Zentrum in die Peripherie, d.h. in den Bereich der größten operativen Schädigung, wird auch von *Sherrard* [23] vertreten. Sehr wichtig ist die Beantwortung der Frage, ob auf Dauer gesehen lediglich die Endothelzellen des Spenders eine Rolle spielen oder auch die Endothelzellen der Empfängerhornhaut. In diesem Fall müßten Grunderkrankungen mit primär defektem Endothel in der Hornhautperipherie unabhängig von eventuellen Immunreaktionen eine deutlich schlechtere Prognose haben. Untersuchungen zeigten, daß periphere Endothelzellen des Transplantates durch Endothelzellen des Empfängers ersetzt werden [19] und damit dem Endothel der Empfängerhornhaut eine Bedeutung für die Langzeitprognose des Transplantates zukommt [29, 31]. Die Frage der Abhängigkeit des Endothelzellverlustes von der präoperativen Diagnose wird unterschiedlich beantwortet [14, 32]. Nach

Bergmann et al. [2] wirkt sich die Grunderkrankung erst in Zeiträumen von über einem halben Jahr auf die Endothelzelldichten aus.

5.2.2 Epitheleinwachsung

Die Epitheleinwachsung tritt nach Keratoplastik selten auf und wird spät beobachtet. Sie wird deshalb bei den Spätkomplikationen besprochen (s. Kap. 8). Da jedoch die Differentialdiagnose zur Abgrenzung gegenüber einer fokal-progressiven Immunreaktion wichtig ist, wird die Epitheleinwachsung auch an dieser Stelle erwähnt. Zur Literatur s. Kap. 8.

Vor Beginn einer Epitheleinwachsung findet man in der Vorderkammer gröbere Zellkonglomerate, die häufig zunächst als Zeichen einer Iritis gedeutet werden, sich aber durch die Größe der Partikel deutlich von einer Iritis unterscheiden. Erst danach kommt es zu dem typischen klinischen Bild einer Epitheleinwachsung mit einer wandernden Linie, und einer zarten retrokornealen Membran (Abb. 5.8). Es treten weder Präzipitate noch Hornhautödeme auf. Die Linie wandert über das Transplantat und führt nach relativ kurzer Zeit zu einer Veränderung der Drucksituation, wobei es sich sowohl um therapieresistente Hypertensionen als auch Hypotensionen handeln kann. Eine Hypertension wird häufiger beobachtet.

5.3 Differentialdiagnose

Differentialdiagnostisch sind die fokal-progressive Form der endothelialen Immunreaktion mit Khodadoust-Linie von der Epitheleinwachsung und die diffuse Form der endothelialen Immunreaktion von einer Iritis bzw. herpetischen Iritis abzugrenzen.

5.3.1 Linienförmige Endothelveränderungen

Die Krankheitsbilder der Immunreaktion mit Khodadoust-Linie und der Epitheleinwachsung zeigen beide im Anfangsstadium einen Kammerwasserbefund und beide eine über das Endothel wandernde Linie. In beiden Fällen trennt die Li-

nie den Teil der befallenen, pathologisch veränderten Hornhaut von dem Teil der nicht befallenen Hornhaut. Es gibt klinisch leicht erkennbare Unterschiede:

1. Die Entzündungszellen im Kammerwasser sind bei Immunreaktion feiner als die dickeren Konglomerate bei Epitheleinwachsung.
2. Die Immunreaktion mit Khodadoust-Linie zeigt stets auch einzelne Präzipitate, während die Linie der Epitheleinwachsung frei von Präzipitaten ist.
3. Nach Immunreaktion zeigt der befallene Teil des Transplantates immer eine Stromaquellung, während die Epitheleinwachsung ohne Stromaquellung einhergeht.

Dieser letzte Punkt ist das am sichersten erkennbare Unterscheidungsmerkmal (Abb. 5.9 und 5.10).

Eine aus kollagenem Bindegewebe bestehende retrokorneale Membran muß differentialdiagnostisch auch in Erwägung gezogen werden. Sie zeigt im Vergleich zu der Epitheleinwachsung eine dichtere Struktur und führt über eine Endothelzerstörung zu Stromaödem und Transplantateintrübung [8, 13].

5.3.2 Diffuse Form
der endothelialen Immunreaktion –
Iritis – herpetische Iritis

Bei diesen Krankheitsbildern steht eine zellige Kammerwassertrübung im Vordergrund, die allerdings bei der Immunreaktion relativ gering ausgeprägt sein kann. Der wesentliche Unterschied zwischen Immunreaktion einerseits und Iritis bzw. herpetischer Iritis andererseits liegt darin, daß die Präzipitate bei der Immunreaktion streng transplantatbegrenzt sind (Abb. 5.11 und 5.12). Im Anfangsstadium der Erkrankung gilt dieser Unterschied.

Da aber jede Entzündung eine Immunreaktion zur Folge haben kann, ist in späteren Stadien eine Kombination von Iritis und Immunreaktion bzw. Herpes-Iritis und Immunreaktion möglich. Trotz der bekannten klaren Kriterien kann auch zu Beginn der Erkrankung die Differentialdiagnose dadurch erschwert werden, daß die Hornhaut im Empfängerteil durch den pathologischen Prozeß der Grunderkrankung getrübt ist und damit Präzipitate in diesem Bereich schwer erkennbar werden.

Literatur

1. Arentsen JJ (1983) Corneal transplant allograft reaction: possible predesposing factors. Trans Am Ophthalmol Soc 81:361–402
2. Bergmann B, Boehnke M, Winter R, Draeger J (1991) Entwicklung der Endotheldichte nach perforierender Keratoplastik. Fortschr Ophthalmol 88:262–265
3. Bourne WM (1983) Morphologic and functional evaluation of the endothelium of transplanted human corneas. Trans Am Ophthalmol Soc 81:403–450
4. Ehlers N, Olsen T (1983) Long term results of corneal grafting in keratoconus. Acta Ophthalmol (Copenh) 61:918–926
5. Hartmann C, Severin M (1987) Spiegelmikroskopische Befunde bei Immunreaktion (IR) nach perforierender Keratoplastik. DOG 85. Tagung in Heidelberg, Vortrag (nicht veröffentlicht).
6. Hirst LW, Stark WJ (1983) Clinical specular microscopy of corneal endothelial rejection. Arch Ophthalmol 101:1387–1391
7. Khodadoust AA, Silverstein AM (1969) Transplantation and rejection of individual cell layers of the cornea. Invest Ophthalmol Vis Sci 8:180–195
8. Knoebel H, Domarus D v (1979) Zur Bildung der retrokornealen Membran nach perforierender Keratoplastik. Klin Monatsbl Augenheilkd 175:191–196
9. Mackensen G, Sundmacher R (1982) Postoperative Überwachung nach Keratoplastik, Behandlung von Komplikationen. In: Meyer-Schwicherath GM, Ullerich K (Hrsg) Postoperative Behandlung in der augenärztlichen Praxis. Enke, Stuttgart (Bücherei des Augenarztes 94:50–65)
10. Matsuda M, Bourne WM (1985) Long-term morphologic changes in the endothelium of transplanted corneas. Arch Ophthalmol 103:1343–1346
11. Matsuda M, Manabe R (1988) The corneal endothelium following autokeratoplasty. Acta Ophthalmol (Copenh) 66:54–57
12. Musch DC, Schwartz AE, Fitzgerald-Shelton K, Sugar A, Meyer RF (1991) The effect of allograft rejection after penetrating keratoplasty on central endothelial cell density. Am J Ophthalmol 111:739–742
13. Naumann GOH, Sautter H (1988) Chirurgie der Kornea. In: Mackensen G, Neubauer H (Hrsg) Augenärztliche Operationen. Springer, Berlin Heidelberg New York Tokio (Kirschner Operationsl. Bd 4/1, S 541)
14. Obata H, Ishida K, Murao M, Miyata K, Sawa M (1991) Corneal endothelial cell damage in penetrating keratoplasty. Jpn J Ophthalmol 35:411–416
15. Olsen T, Ehlers N, Favini E (1984) Long term results of corneal grafting in Fuchs' endothelial dystrophy. Acta Ophthalmol (Copenh) 62:445–452
16. Polack FM (1975) The corneal host-graft junction. Physiopathology of the scar. Arch Ophthalmol 35:139–152
17. Polack FM (1977) The healing of corneal grafts. In: Polack FM (ed) Corneal Transplantation. Grune & Stratton, London, pp 45–69
18. Redmond RM, Armitage WJ, Whittle J, Moss SJ, Easty DL (1992) Long-term survival of endothelium following transplantation of corneas stored by organ culture. Br J Ophthalmol 76:479–481
19. Rij G van, Manschot WA, Renardel de Lavalette JG, Beekhuis WH (1983) Long-term survival of endothelial cells in a human corneal graft [letter]. Am J Ophthalmol 95:709–710
20. Robinson BJ, Bahn CF, MacCallum DK, Meyer RF, Lilie JH (1983) Specular microscopy of cornea. Graft rejection in cats. Ophthalmology and anatomy/ cell biology, University of Michigan, Ann Arber, Michigan
21. Ruusuvaara P (1979) Histocompatibility and corneal graft endothelium. Acta Ophthalmol (Copenh) 57:968–981
22. Severin M (1986) Immunreaktionen nach Keratoplastik. Klin Monatsbl Augenheilkd 188:200–208
23. Sherrard ES (1989) The Corneal endothelium in corneal transplantation. Transplant Proc 21:3122–3124
24. Shimomai S, Goto AKTG, Nakayasu K, Kato K, Nakajima A (1983) Corneal endothelial cells after penetrating autokeratoplasty. Folia Ophthalmol Jpn 34:996–1001
25. Stark WJ (1980) Transplantation immunology of penetrating keratoplasty. Trans Am Ophthalmol Soc 78:1079–1117
26. Sundmacher R, Müller O (1980) Spaltlampenmikroskopie des Hornhautendothels im Spiegelbezirk. Bericht Dtsch Ophthalmol Ges 77:943–950
27. Sundmacher R, Müller O (1983) Endothelzellverluste nach Keratoplastik. Spiegelmikroskopische Verlaufsbeobachtungen bei Immunreaktionen gegen Transplantatendothel. Klin Monatsbl Augenheilkd 182:86–90
28. Verbraeken H, Mahdjoubi M (1982) Corneal graft reactions in one hundred perforating corneal transplantations. Int Ophthalmol Clin 4:163–167
29. Weekers JF (1987) Endothélium cornéen et kératoplasties. J Fr Ophtalmol 4:331–345
30. Weekers JF, Malaise-Stals J (1983) Etude à long terme de la densité cellulaire endothéliale après kératoplastie perforante. J Fr Ophtalmol 12:951–958
31. Weekers JF, Marechal-Curtois CH, Prigot E, Malaise-Stals J, Lejeune T (1986) Rôles respectifs de l'endothélium du donneur et du receveur dans la survie à long terme de la greffe cornéenne. Bull Soc Ophtalmol Fr 97:175–180
32. Zacks CM, Abbott RL, Fine M (1990) Long-term changes in corneal endothelium after keratoplasty. A follow-up study. Cornea 9:92–97

Abbildungen 5.1–5.13

Endotheliale Immunreaktion
Fokal-progressiv

Abb. 5.1. Männlich, 30 Jahre.

Anamnese: makuläre (fleckige) Dystrophie, perforierende Keratoplastik.

6 Monate postoperativ.
Befund: endotheliale Immunreaktion mit endothelialer Khodadoust-Linie und davor verteilten Präzipitaten. Die klar sichtbare Linie zytotoxischer Lymphozyten trennt den Bereich endothelialer Dekompensation mit folgendem Stromaödem von dem Bereich noch funktionierenden Endothels mit klarer Hornhaut.

Beurteilung:
typisches Erscheinungsbild einer fokal-progressiven endothelialien Immunreaktion

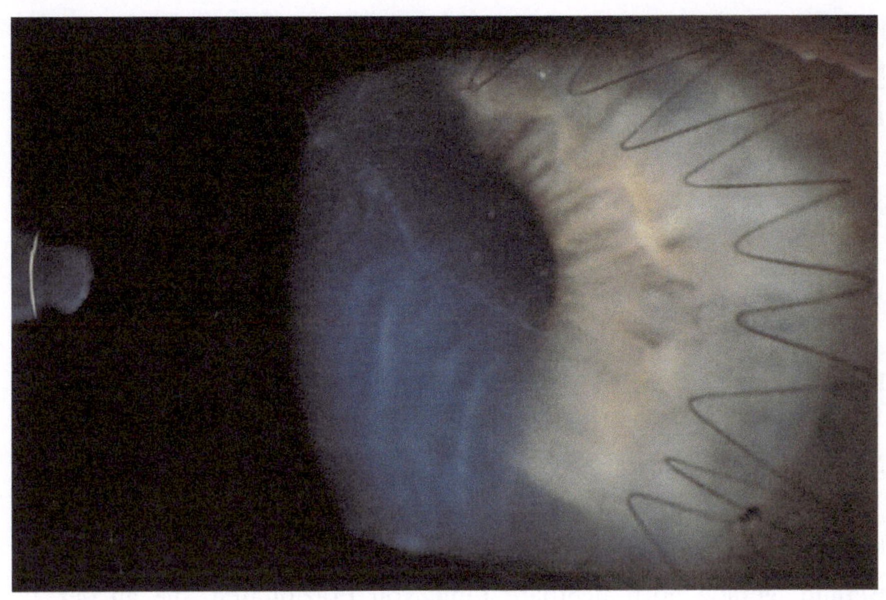

5.1

Endotheliale Immunreaktion
Fokal-progressiv

Abb. 5.2. Weiblich, 39 Jahre.

Anamnese: herpetische Keratitis, perforierende Rekeratoplastik à chaud.

4 Wochen postoperativ.
Befund: endotheliale Immunreaktion mit Endotheldekompensation. Trotz Hornhautödem gerade noch sichtbare Khodadoust-Linie.

Abb. 5.3 a und b. Männlich, 41 Jahre.

Anamnese: perforierende Keratoplastik, Vorgeschichte nicht bekannt.

a Befund: gerade noch sichtbare Linie von Präzipitaten, die an der Grenze zwischen ödematöser und klarer Hornhaut liegt.

b Gleicher Zeitpunkt. Hornhautabbildung im Schnitt.
Befund: Hornhautstromaödem bis zum Rand der gerade noch sichtbaren linienförmig angeordneten Endothelpräzipitate.

Beurteilung zu Abb. 5.2 und 5.3:
Erscheinungsbilder einer fokal-progressiven Form der Immunreaktion, wobei die Linie zytotoxischer Lymphozyten wegen fortgeschrittenem Stromaödem schwer erkennbar ist

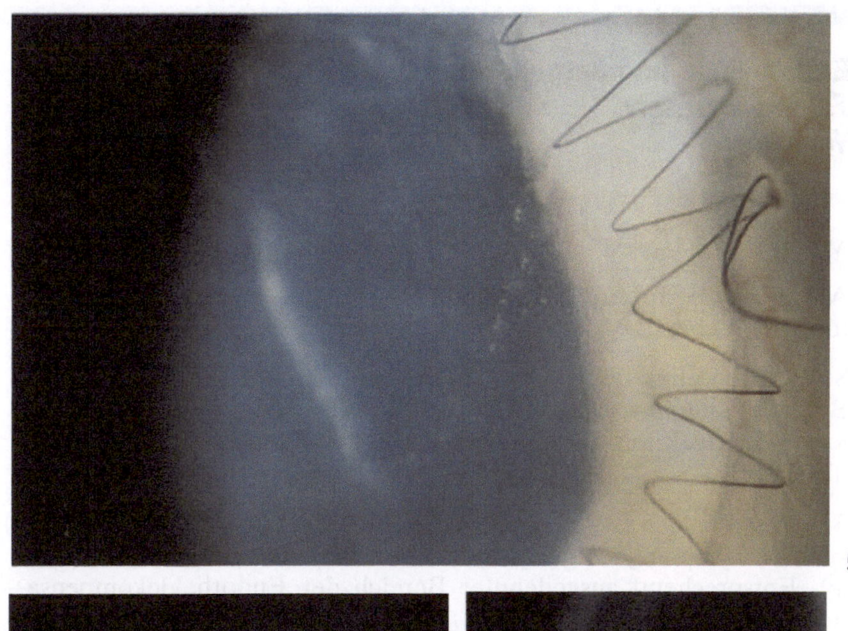

5.2

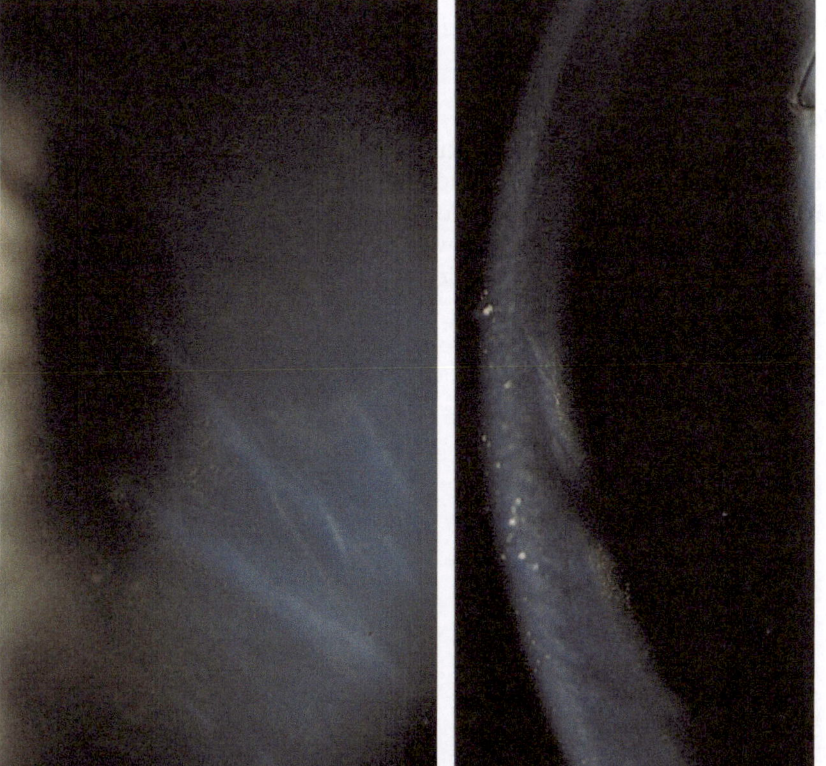

5.3 a

5.3 b

Abb. 5.4 a und b. Männlich, 36 Jahre.

Anamnese: perforiertes Ulkus unklarer Genese, perforierende Keratoplastik à chaud.

a 8 Wochen postoperativ.
Befund: von unten ausgehend fokal-progressive Form der endothelialen Immunreaktion mit gut sichtbarer endothelialer Khodadoust-Linie (*Pfeil*).

b 3 Tage später.
Befund: Lymphozytenlinie jetzt im oberen Drittel der Hornhaut (*Pfeile*). Entsprechend ausgedehnter Bereich der Endotheldekompensation mit Stromaödem.

Beurteilung:
starke Neigung zur Immunreaktion bei großem Transplantatdurchmesser, fortbestehender Entzündung und Vaskularisation der Empfängerhornhaut. Fehlende Kooperation des Patienten (verordnete lokale Kortikosteroidmedikation wurde nicht durchgeführt). Schnelle Wanderung der Lymphozytenlinie

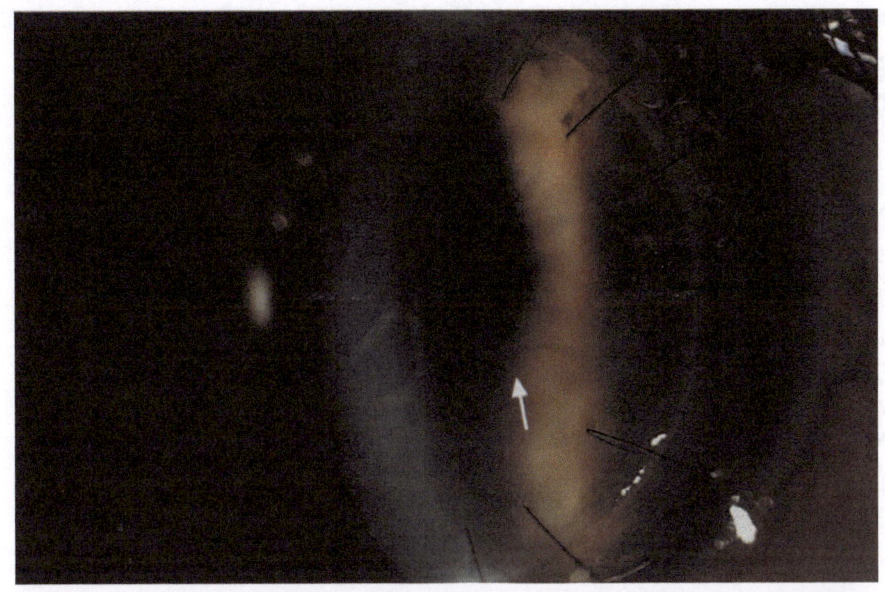

5.4 a

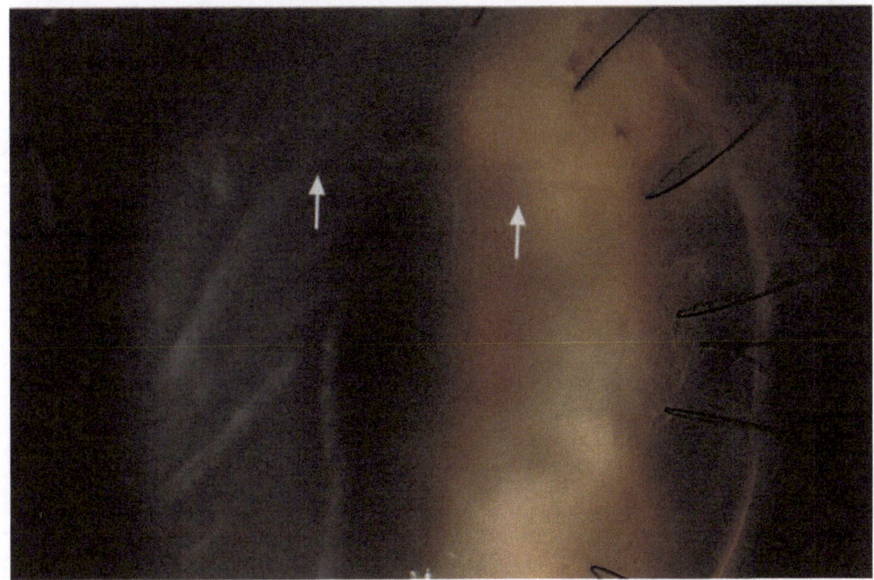

5.4 b

Endotheliale Immunreaktion
Diffus

Abb. 5.5 a und b. Männlich, 48 Jahre.

Anamnese: Zustand nach perforierender Verletzung mit irregulärer Hornhautnarbe. Perforierende Keratoplastik.

a 4 Wochen postoperativ.
Befund: diffuse Form der endothelialen Immunreaktion mit diffus verteilten, auf das Transplantat begrenzten Präzipitaten.
Maßnahme: lokale Kortikosteroidtherapie.

b 4 Tage später.
Befund: Rückgang der Präzipitate und des Stromaödems.

Beurteilung:
die endotheliale Form der Immunreaktion wurde begünstigt durch fehlende Kooperation (lokal verordnetes Kortikosteroid wurde vor der ersten Kontrolle abgesetzt).
Eine endotheliale Immunreaktion mit diffus verteilten Präzipitaten, wie bei diesem Patienten, ist zu einem frühen Zeitpunkt ungewöhnlich!

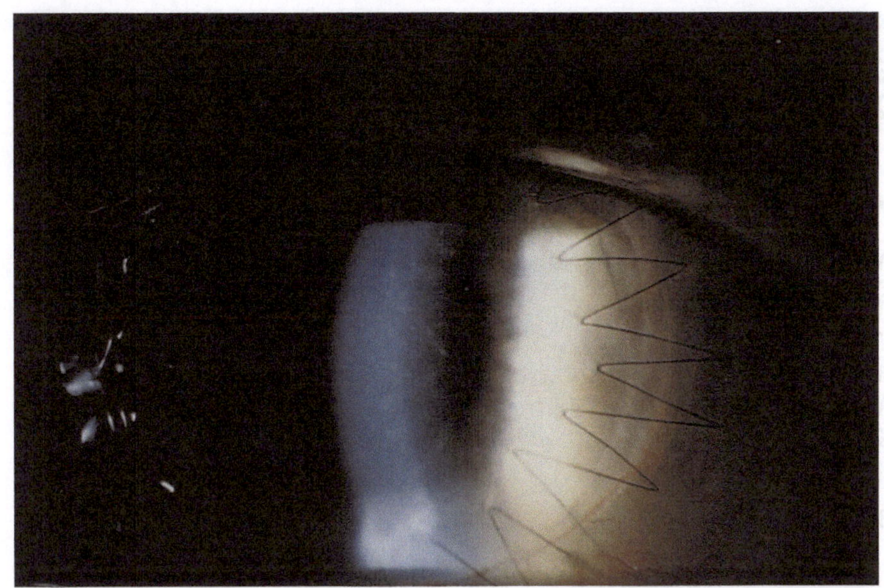

5.5 a

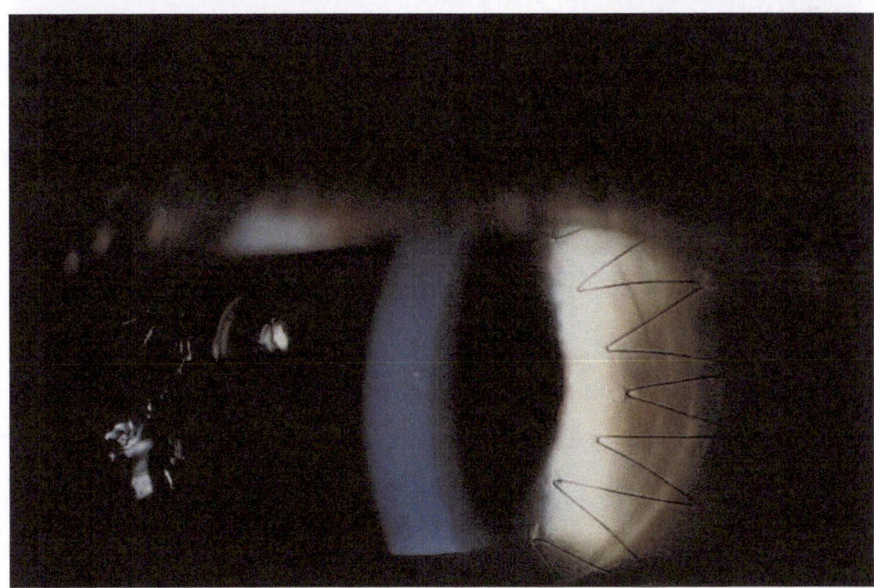

5.5 b

Abb. 5.6 a und b. Weiblich, 41 Jahre.

Anamnese: makuläre (fleckige) Hornhautdystrophie, perforierende Keratoplastik.

a 17 Monate postoperativ.
Befund: auf das Transplantat begrenzte endotheliale Präzipitate als Ausdruck einer diffusen Form der endothelialen Immunreaktion. Kein Stromaödem.

b 5½ Jahre postoperativ.
Befund: klares Transplantat.

Beurteilung:
leichte Form der späten endothelialen Immunreaktion. Gute Prognose

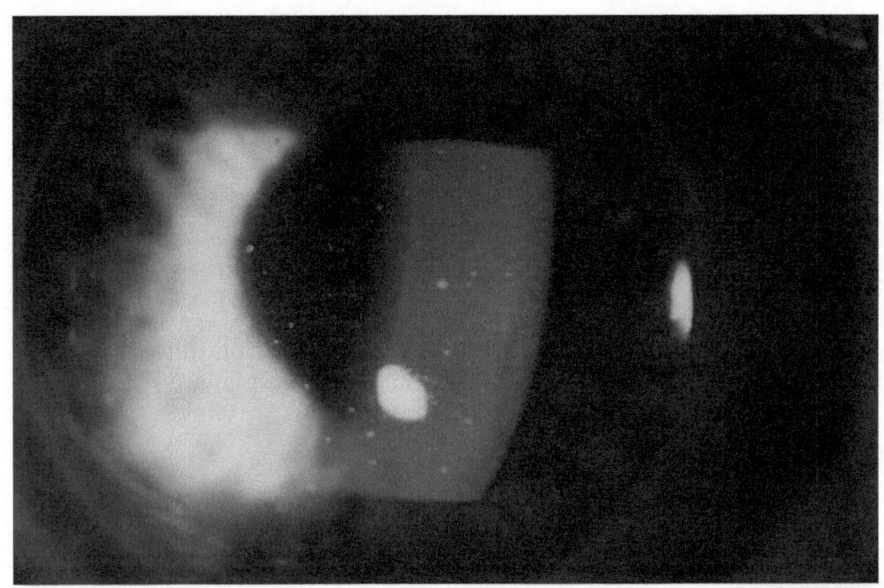

5.6 a

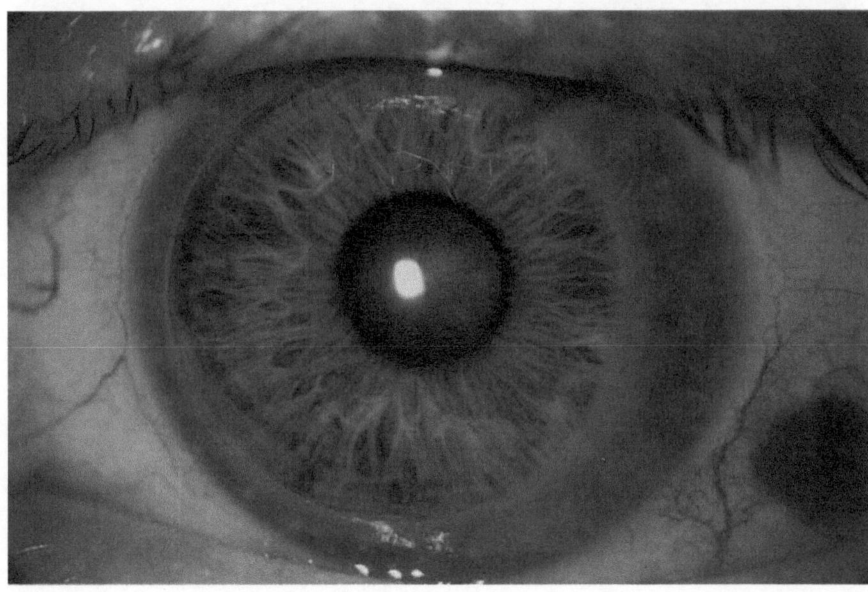

5.6 b

Endotheliale Immunreaktion
Diffus, mit Stromaödem

Abb. 5.7 a und b. Männlich, 33 Jahre.

Anamnese: perforierende Keratoplastik bei Keratokonus.

a 10 Monate postoperativ.
Befund: diffuse Form der endothelialen Immunreaktion mit unregelmäßig verteilten Präzipitaten am Endothel des Transplantates. Endotheldekompensation und Stromaödem.

b 3 Jahre später.
Befund: klares Transplantat.

Beurteilung:

trotz starker Ausprägung mit Stromaödem gute Prognose bei der
Grunderkrankung Keratokonus

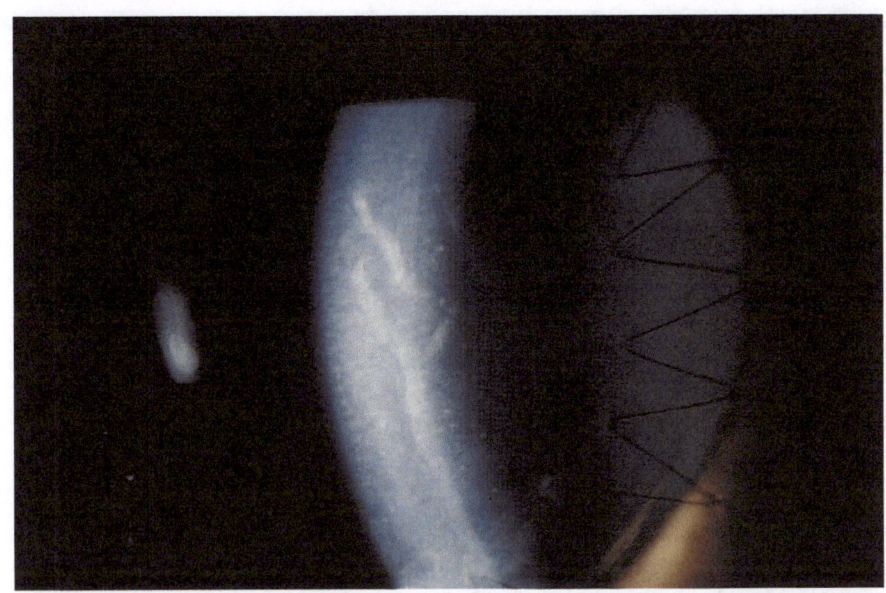

5.7 a

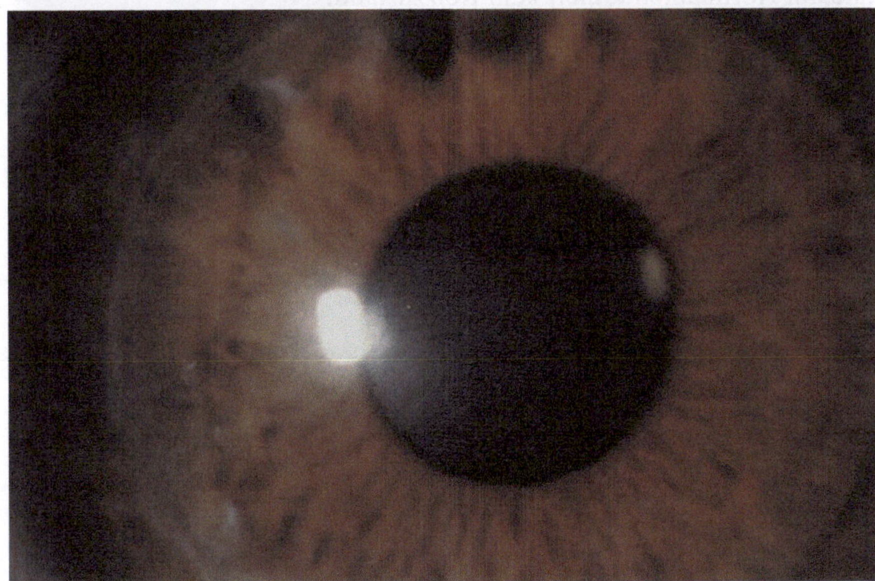

5.7 b

Epitheleinwachsung

Abb. 5.8 a–f. Männlich, 31 Jahre.

Anamnese: Zustand nach schwerer perforierender Verletzung. Hornhautnarbe, ausgedehnte vordere Synechien, Zustand nach Operation eines Sekundärglaukoms.

a Ausgangsbefund.

b Zustand nach perforierender Keratoplastik mit Pupillenrekonstruktion. Synechien unvollständig gelöst, Progredienz der vorderen Synechien, deshalb Synechiolyse.

c 8 Wochen nach der Synechiolyse.
Befund: feine graue Membran (*Pfeil*), beginnend nasal oben im Bereich der 8 Wochen vorher durchgeführten Synechiolyse. Keine Präzipitate am Hornhautendothel, kein Reizzustand.

(Fortsetzung S. 88)

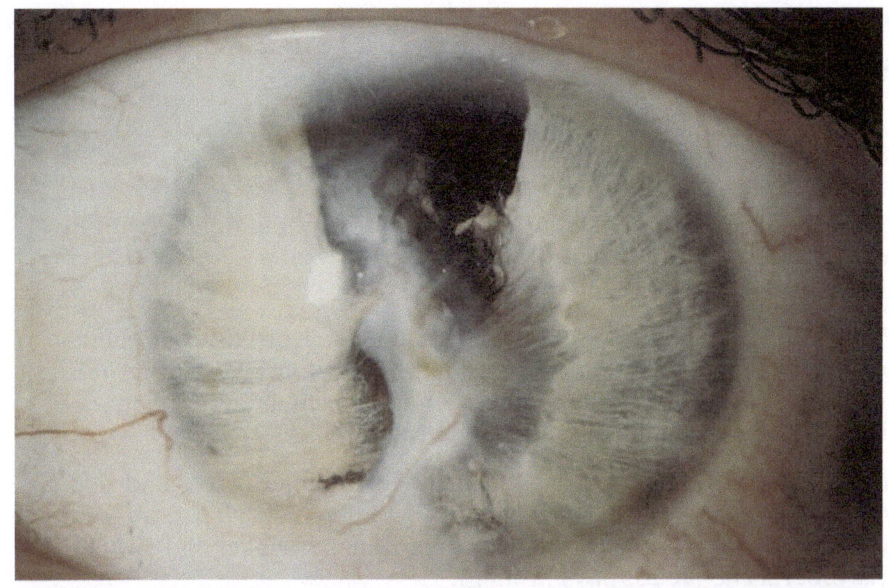

5.8 a

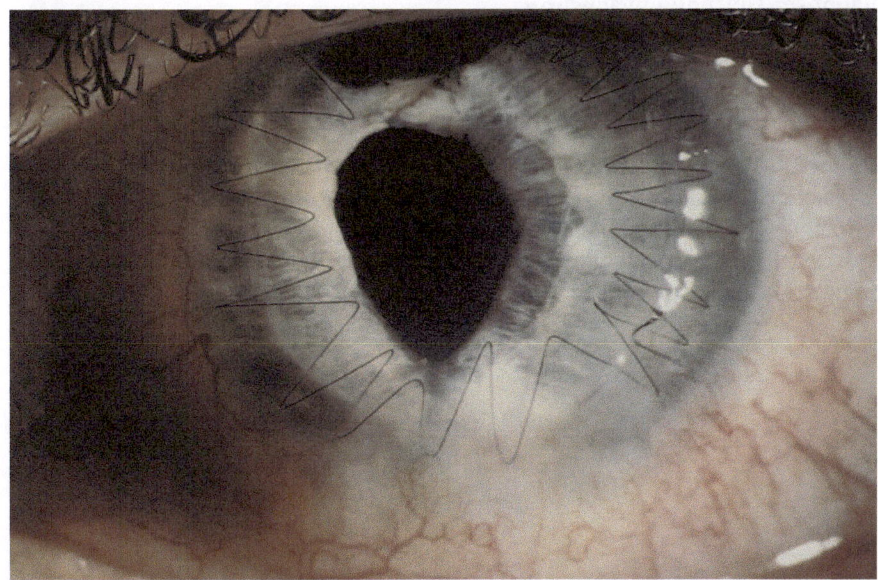

5.8 b

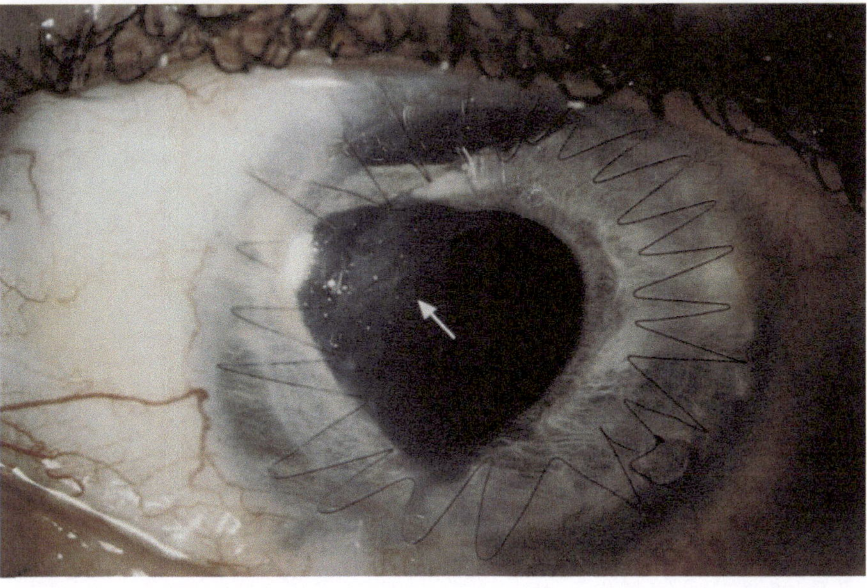

5.8 c

Epitheleinwachsung

Abb. 5.8. (Fortsetzung).

d Derselbe Zeitpunkt. Darstellung der zarten Membran durch Spaltbeleuchtung. Kein Hornhautstromaödem.

***e** 8 Wochen später.
Progredienz der grauen Membran trotz lokaler Kortikosteroidtherapie. Keine Präzipitate, kein Reizzustand. Im weiteren Verlauf Drucksteigerung, Sekundärglaukom therapeutisch nicht beherrschbar, extreme Schmerzzustände, Enukleation erforderlich.

***f** histologischer Befund: Übersicht über den Kammerwinkel und den vorderen Glaskörper: mehrschichtiges Plattenepithel (*violett*) auf der Rückfläche von Hornhaut und über dem Kammerwinkel und auf der Irisvorderfläche ($\times$ 25; pas Färbung).
Diagnose: Epitheleinwachsung.

Beurteilung:

beginnende Epitheleinwachsung, ausgehend vom Ort der vorher durchgeführten Synechiolyse. Zunächst Kortikosteroidbehandlung, da fälschlicherweise eine Immunreaktion angenommen wurde.
Von einer fokal-progressiven Immunreaktion unterscheidet sich das Bild der Epitheleinwachsung durch fehlende Präzipitate, fehlenden Reizzustand und fehlendes Stromaödem

* Severin M, Kirchhof B, Hartmann C (1987) Diffuse epithelial ingrowth after perforating keratoplasty. Dev Ophthalmol 13:9–19.

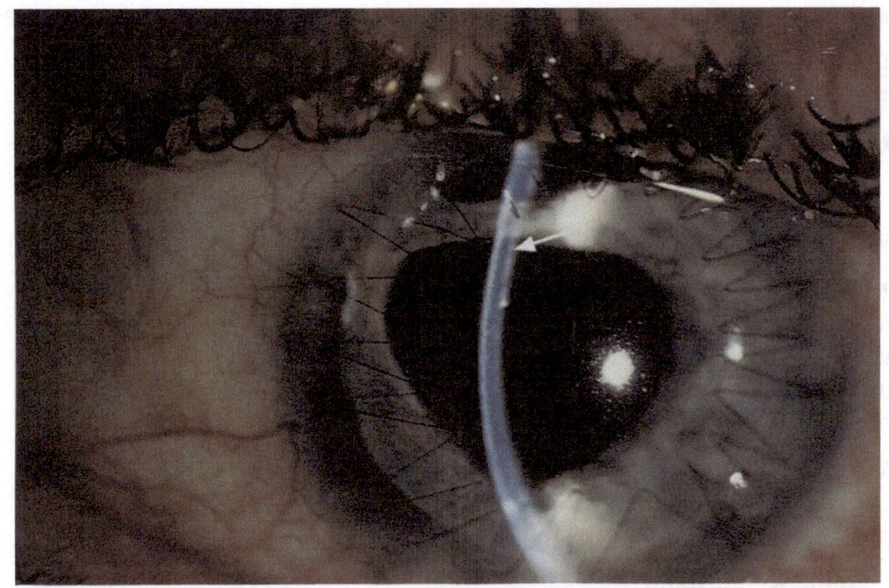

5.8 d

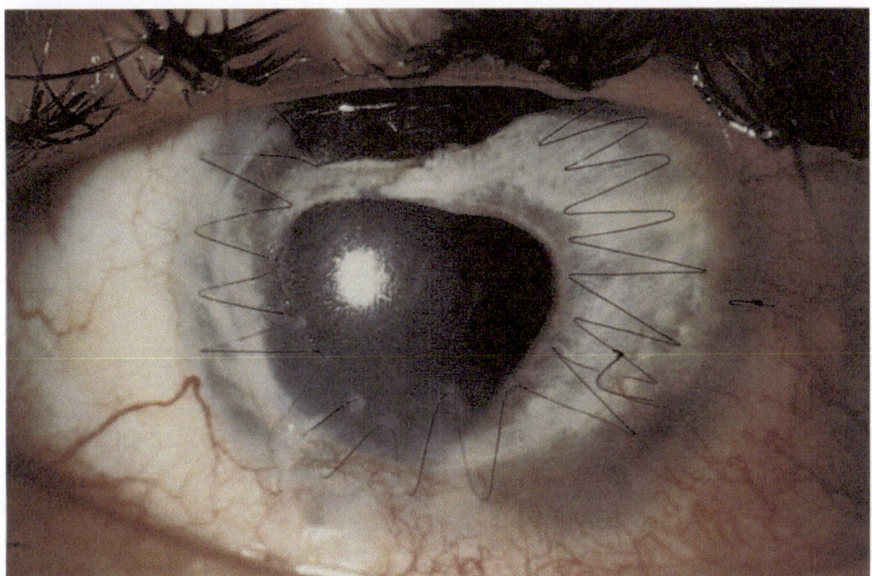

5.8 e

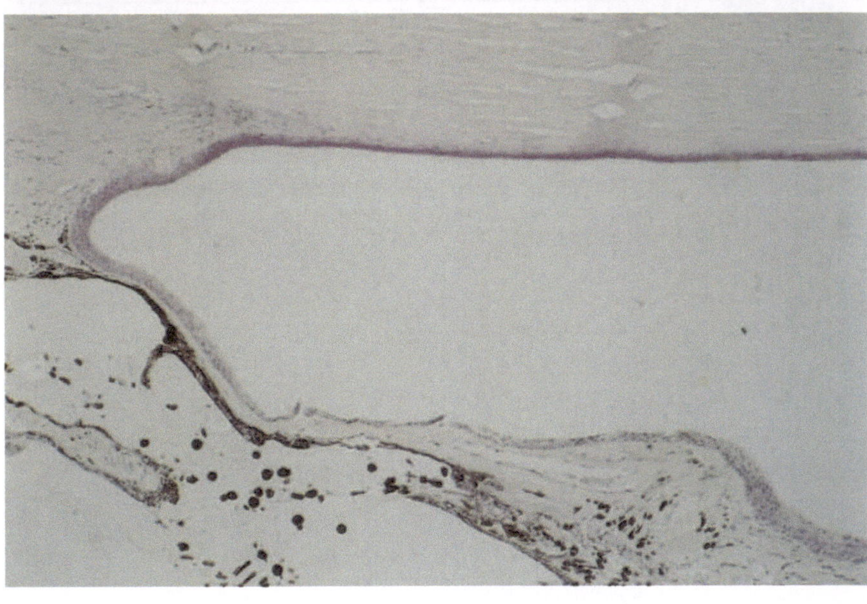

5.8 f

Abb. 5.9. Weiblich, 51 Jahre.

Typisches Bild einer gerade noch sichtbaren fokal-progressiven Form
der endothelialen Immunreaktion mit Stromaödem und einer Straße
von zytotoxischen Lymphozyten. Diese Linie liegt an der Grenze von
intakter Hornhaut zu durch Endotheldekompensation bedingter ödematöser Hornhaut.

Abb. 5.10. Männlich, 30 Jahre.

(Vgl. Angaben zu Abb. 5.8).
Befund: endotheliale Linie (*Pfeil*) ohne Stromaödem, ohne Präzipitate, ohne Reizzustand.

Anmerkung zur Differentialdiagnose zu Abb. 5.9 und 5.10:
das Stromaödem im Bereich der endothelialen Immunreaktion ist das
sicherste differentialdiagnostische Kriterium für eine Immunreaktion.
Die Epitheleinwachsung geht ohne Stromaödem einher

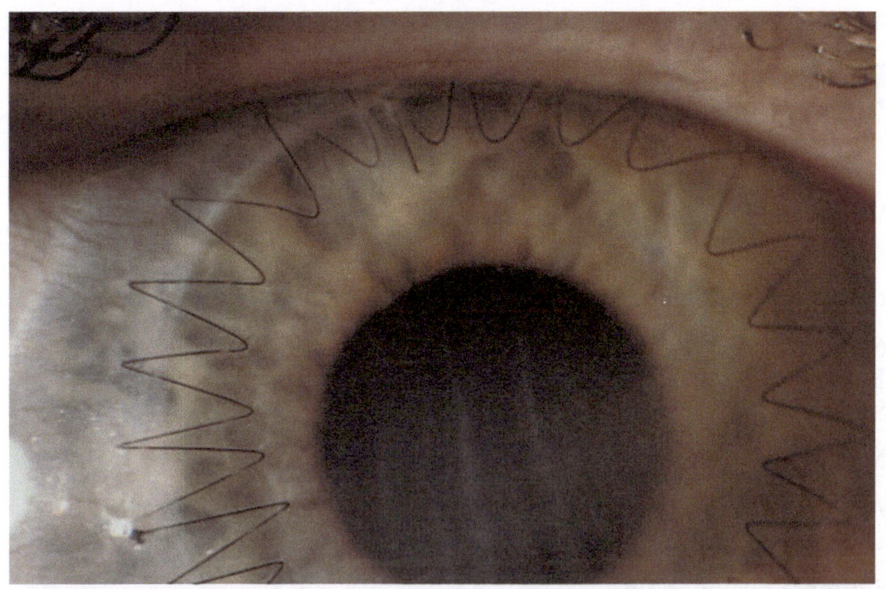

5.9

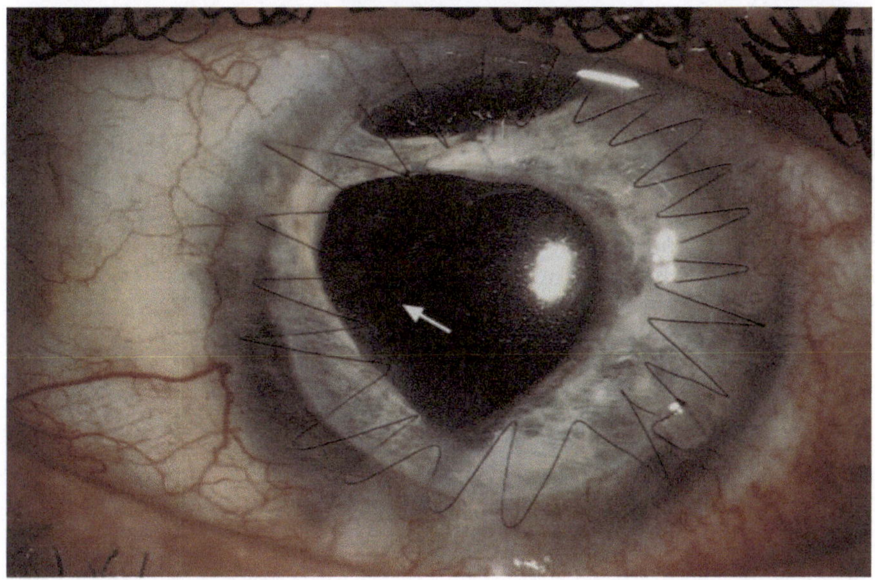

5.10

Abb. 5.11. Weiblich, 53 Jahre.

Anamnese: *Fuchs*sche Endotheldystrophie mit Endothel- und Epitheldekompensation, perforierende Keratoplastik.

6 Monate postoperativ.
Befund: auf das Transplantat begrenzte endotheliale Präzipitate ohne Stromaödem.

Abb. 5.12. Männlich, 24 Jahre.

Anamnese: länger bestehende Hornhautinfiltration, z.B. herpetischer Ursache, Sekundärglaukom. Perforierende Keratoplastik.

5½ Jahre postoperativ.
Befund: Präzipitate am Endothel der Spender- und Empfängerhornhaut (*Pfeil*). Zusätzlich Sekundärglaukom.

Anmerkung zur Differentialdiagnose zu Abb. 5.11 und 5.12:
die auf das Transplantat begrenzten Präzipitate Fall Abb. 5.11 müssen als leichte Form einer Immunreaktion angesehen werden. Präzipitate, die sowohl das Transplantat als auch die Empfängerhornhaut betreffen (Abb. 5.12), sind bei entsprechender Anamnese als Iritis (herpetisch) anzusehen. Bei herpetischer Ursache gehäuft Sekundärglaukom

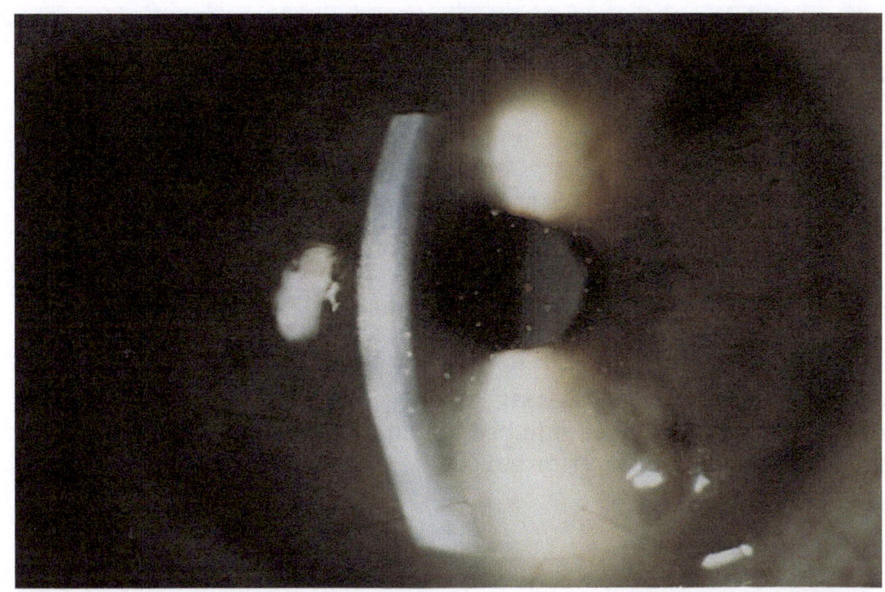

5.11

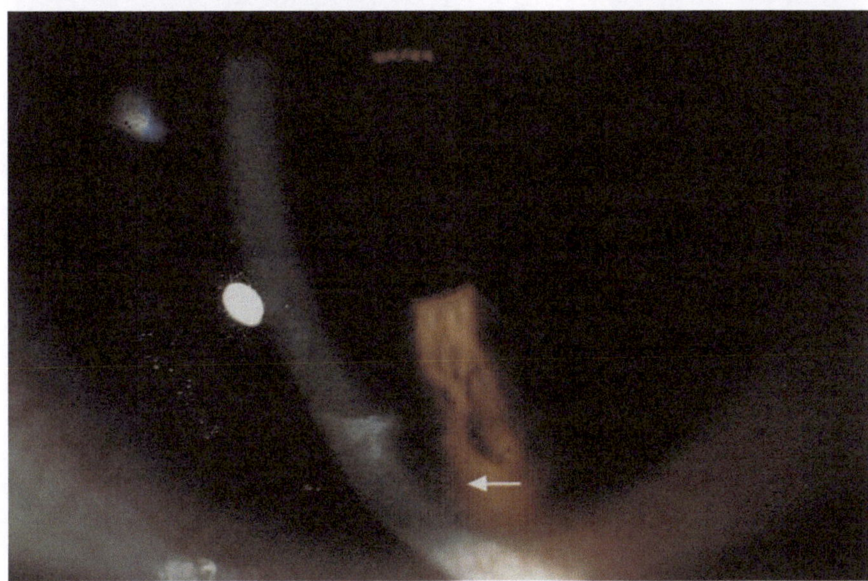

5.12

Endothelauflagerungen

Abb. 5.13. Weiblich, 36 Jahre.

Anamnese: Rekeratoplastik mit typisiertem Material.

4 Wochen postoperativ.
Befund: feine Auflagerungen auf dem Endothel, therapieresistent.

Anmerkung zur Differentialdiagnose:
die Endothelauflagerungen sind bedingt durch die Konservierung des
Materials. Therapie nicht erforderlich

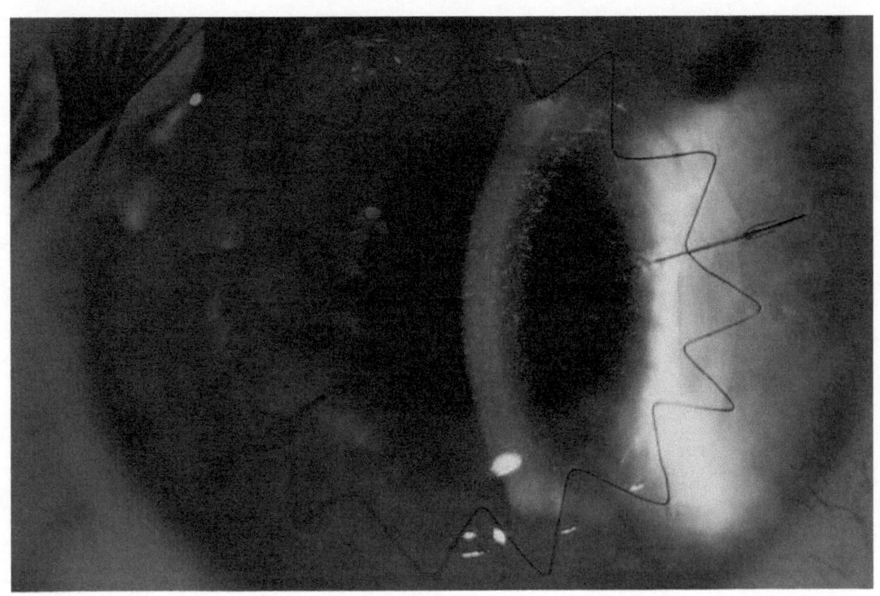

5.13

6 Rezidiv der Grunderkrankung

6.1 Hereditäre Dystrophien

6.1.1 Stromale Dystrophien

Alle stromalen Dystrophien, wie die granuläre, die makuläre und die gitterförmige Dystrophie, können nach einer Keratoplastik rezidivieren. Sie unterscheiden sich durch die prozentuale Häufigkeit, den Zeitpunkt und das klinische Bild des Rezidivs.

6.1.1.1 Granuläre (bröcklige) Dystrophie
(Bücklers I, Groenouw I)

Rezidive einer granulären Hornhautdystrophie im Spendermaterial nach Keratoplastik wurden mehrfach beschrieben [6, 14, 17, 25, 31, 37, 39, 41, 42, 45, 46]. Sie treten bereits in einem Zeitraum zwischen 1½ und 5½ Jahren postoperativ auf. Nach den Beobachtungen von *Weidle* [45] sind sie bei genügend langer Beobachtungsdauer fast immer zu erwarten. Die Einlagerungen beginnen im Lidspaltenbereich im Zentrum des Spenderscheibchens, sind zunächst rein epithelial und zeigen eine wirbelförmige oder fächerförmige Verzweigung (Abb. 6.1). Auch oberflächlich gelegene, aber fleckförmig angeordnete Trübungen sind bekannt (Abb. 6.2). Erst sehr spät treten die Trübungen auch im Stroma auf. Das Rezidiv ist nach Lage und Aussehen den frühen Formen der granulären Dystrophie ähnlich. Das klinische Bild und histologische bzw. elektronenmikroskopische Untersuchungen sprechen dafür, daß die Ursache dieser Erkrankung primär epithelial ist [19, 46].

6.1.1.2 Gitterförmige Dystrophie
(Bücklers III, Biber-Haab-Dimmer)

Von *Lorenzetti u. Kaufman* [26] wurde 1967 das Rezidiv einer gitterförmigen Dystrophie im Spenderscheibchen beschrieben. Diese Rezidive können auch noch sehr spät auftreten [11, 14, 21,

26, 27]. In der Arbeit von *Meisler u. Fine* [27] werden Intervalle zwischen Keratoplastik und Rezidiv von 4–26 Jahren angegeben. Nach ihren Beobachtungen tritt das Rezidiv bei entsprechend langer Kontrollzeit bei etwa 49 % der Patienten auf. Auch bei dem Rezidiv dieser Dystrophie handelt es sich zunächst um subepithelial gelegene Trübungen.

6.1.1.3 Makuläre (fleckige) Dystrophie
(Groenouw II, Bücklers II)

Die ersten Beobachtungen über das Rezidiv einer makulären Dystrophie nach Keratoplastik stammen von *Klintworth u. Vogel* [20], *Lorenzetti u. Kaufman* [26] und *Morgan* [28]. Auch nach lamellärer Keratoplastik sind Rezidive möglich [36].

Die Häufigkeit der Rezidive liegt nach Untersuchungen von *Akova et al.* [2] nach einer Kontrollzeit von 19 Jahren bei 50 %. Als mittleres Intervall werden 182 Monate angegeben. Nach ihren Beobachtungen besteht eine Relation zwischen Transplantatdurchmesser und Rezidivhäufigkeit. Patienten mit Rezidiv hatten einen signifikant kleineren Transplantatdurchmesser als Patienten ohne Rezidiv. Als Ursache wird ein langsamer Ersatz der Spenderkeratozyten durch die Keratozyten des Empfängers angenommen. Der Beginn des Rezidivs in der Peripherie spricht für eine langsame Invasion von Empfängerfibroblasten oder -keratozyten in das Spenderscheibchen [2, 13].

Die durch Rezidive verursachte funktionelle Behinderung ist selten stark ausgeprägt, so daß nur bei 2,5 % der operierten Patienten eine Rekeratoplastik erforderlich wird [22].

6.1.2 Reis-Bücklerssche Hornhautdystrophie

Von *Caldwell* [7] und *Olson u. Kaufman* [32] wird über das Rezidiv einer *Reis-Bücklers*schen Hornhautdystrophie in dem Transplantat berichtet.

Bei dem Patienten von *Olson u. Kaufman* [32] wurde das Rezidiv 7 Jahre nach der Keratoplastik gesehen.

6.1.3 Hintere polymorphe Hornhautdystrophie

Nach Beobachtungen von *Boruchoff et al.* [5] kann es nach Keratoplastik wegen hinterer polymorpher Hornhautdystrophie zu einem Rezidiv der Grunderkrankung kommen.

6.2 Keratokonus

Es gibt nur vereinzelte Berichte, in denen zu der Frage, ob es ein Rezidiv eines Keratokonus nach Keratoplastik (Abb. 6.3) gibt, Stellung genommen wird. Die erste Beobachtung stammt von *Fanta* [10]. Nach einer 6 mm Keratoplastik trat ein Rezidiv auf, woraus sich 18 Jahre später ein akuter Keratokonus entwickelte. *Jähne* [18] berichtet ebenfalls über keratokonusartige Veränderungen nach Transplantation, wobei das verwendete Transplantat lediglich einen Durchmesser von 4 mm hatte. Weitere Beobachtungen stammen von *Abelson et al.* [1], *Nirankari et al.* [29], *Nose et al.* [30] und *Rubinfeld et al.* [38]. Sie verwandten Transplantate von 8,5 bzw. 8,0 mm. Die Ursache des Rezidivs wird diskutiert. Bei kleinem Transplantatdurchmesser ist eine Zunahme der Ektasie im Randbereich der Empfängerhornhaut möglich. Bei großem Durchmesser ist neben einem echten Rezidiv auch die Übertragung eines beginnenden Keratokonus durch das Spendermaterial in Erwägung zu ziehen. Der klinische Verlauf und das Ergebnis histopathologischer Untersuchungen bei 3 weiteren Fällen [3, 23] lassen ein echtes Rezidiv für möglich erscheinen.

6.3 Degenerationen

Degenerative Veränderungen der Hornhautoberfläche, die durch pathologische Prozesse im Bereich der Lider, des Tränenfilms und der Bindehaut hervorgerufen werden, treten auch am Transplantat auf und können einen ähnlichen Verlauf

nehmen wie die ursprünglichen Hornhautveränderungen. Da es sich hierbei nicht um ein Rezidiv einer speziellen Grunderkrankung in der Spenderhornhaut handelt, sondern um eine Transplantatveränderung, bedingt durch die Umgebung des Transplantates, werden diese Störungen bei den Spätkomplikationen abgehandelt (s. Kap. 8.5 ff).

6.3.1 Salzmannsche Hornhautdegeneration

Die *Salzmann*sche Hornhautdegeneration ist als ein spezielles Krankheitsbild bekannt. Es existieren nur wenige Berichte über den Langzeitverlauf nach Keratoplastiken [16, 40, 43]. Es werden Veränderungen im Transplantat geschildert, die als Rezidiv der Grunderkrankung angesehen werden können (Abb. 6.4). Im Gegensatz zu dem typischen Bild der *Salzmann*schen Hornhautdegeneration zeigten sich aber lediglich flache dichte Narben ohne prominente bläuliche Knoten. Es wird diskutiert, ob es sich bei diesen sog. Rezidiven lediglich um eine frühe Form der *Salzmann*schen Hornhautdegeneration handelt, wobei es möglicherweise mehrere Jahre dauert, bis das Bild in klassischer Ausprägung vorliegt.

6.4 Herpes

Jede transplantierte Hornhaut kann von einer herpetischen Infektion befallen werden. Die Herpeskeratitis, die unabhängig von der primären Erkrankung auftritt, wird unter den Spätkomplikationen abgehandelt. An dieser Stelle wird lediglich das Rezidiv eines Herpes bei primär herpetischer Keratitis besprochen (Abb. 6.5).

Die prozentualen Angaben bezüglich eines Herpesrezidivs variieren in Abhängigkeit von der Kontrollzeit und der postoperativen Therapie. In den ersten beiden postoperativen Jahren werden Rezidive eines epithelialen Herpes in 9,4 bis 18 % der Fälle gesehen [8, 24, 34, 44]. Nach Beobachtungen von *Coster* [9] steigt die Rezidivrate kontinuierlich von 15 % im ersten Jahr bis 24 % im 4. Jahr. Nach einer Kontrollzeit von 15 Jahren ist eine Rezidivrate von 47 % möglich [12].

Die Reaktivierung der Herpesinfektion wird sicherlich durch eine Kortikosteroidtherapie begünstigt [4, 8]. So fanden *Cobo et al.* [8] bei Patienten, die wegen einer Immunreaktion mit Kortikosteroiden behandelt wurden, in 32 % der Fälle das Rezidiv eines epithelialen Herpes innerhalb von 4 Monaten nach Beginn der Therapie. Das Herpesrezidiv nach perforierender Keratoplastik ist seltener als nach lamellierender Keratoplastik [35]. Bei einem Herpesrezidiv in einer Keratoplastik fanden *Holbach et al.* [15] elektronenmikroskopisch Herpesviruspartikel in Epithelzellen und auch in den Keratozyten des Stromas. Ein Zusammenhang zwischen Resensibilisierung und Auftreten des Herpesrezidivs wird diskutiert. Dabei wird vermutet, daß bei HLA-typisierten Transplantaten eine schnellere Resensibilisierung möglich ist und damit das Herpesrezidiv zeitlich eher auftreten kann [44].

Ausgangsbefund, Kontrollzeit und postoperative Therapie sind entscheidend für die Zahl der Rezidive. Das Rezidiv wird sicherlich durch eine Kortikosteroidtherapie begünstigt. Eine virustatische Therapie kann dem entgegenwirken, führt aber zu den Problemen der unspezifischen Oberflächenschädigung. Da die Keratoplastiken bei unterschiedlichem Ausgangsbefund einer Herpeskeratitis durchgeführt wurden und die postoperative Kontrollzeit sowie die postoperative Therapie unterschiedlich waren, sind auch die Studien nur bedingt vergleichbar.

6.5 Keratomalazie bei Kollagenosen

Bei rheumatischen Grunderkrankungen können Einschmelzungen der Hornhaut auftreten, die eine Keratoplastik erforderlich machen. Die Prognose ist ungünstig, da es in dem Transplantat zu erneuten Einschmelzungen kommen kann (Abb. 6.6). *Palay* et al. [33] beobachteten dieses Rezidiv der Grunderkrankung in 69 % der transplantierten Hornhäute.

6.6 Differentialdiagnose

Differentialdiagnostische Erwägungen kommen nur in Frage bei der Frühform der granulären Dystrophie, bei einem fraglichen Rezidiv einer Endotheldystrophie und beim Herpes.

6.6.1 Granuläre Dystrophie

Die Frühform einer granulären Dystrophie, wie sie sich auch zu Beginn des Rezidivs im Transplantat zeigt, hat subepitheliale, wirbelförmig angeordnete Ablagerungen im Lidspaltenbereich. Damit müssen Vortexkeratopathien anderer Genese differentialdiagnostisch abgegrenzt werden. Das Bild des Frührezidivs der granulären Dystrophie sieht einer Amiodaron- oder Resochinkeratopathie täuschend ähnlich (Abb. 6.7 und 6.8). Die Diagnose ist einfach zu stellen, wenn der Untersucher das Bild der beginnenden granulären Dystrophie kennt und eine andere Ursache, nämlich ein medikamentöser Faktor, ausgeschlossen ist.

6.6.2 Herpes und herpetiforme Veränderungen der Transplantatoberfläche

Bei einer Keratitis sicca oder einer medikamentös bedingten Oberflächenschädigung (Virustatika) können auf dem Transplantat Veränderungen entstehen, die einer echten viralen Keratitis ähnlich sind (Abb. 6.9 und 6.10). In diesen Fällen ist die Differentialdiagnose besonders wichtig, da Virustatika, die beim echten Herpesrezidiv indiziert sind, Oberflächenprobleme anderer Genese verschlimmern können. In schwierigen Fällen ist die Diagnose nicht allein aufgrund des klinischen Bildes zu stellen, sondern ergibt sich erst aus dem Verlauf unter Therapie.

Literatur

1. Abelson MB, Collin HB, Gillette TE, Dohlmann CH (1980) Recurrent keratoconus after keratoplasty. Am J Ophthalmol 90:672–676
2. Akova YA, Kirkness CM, McCartney AC, Ficker LA, Rice NS, Steele AD (1990) Recurrent macular corneal dystrophy following penetrating keratoplasty. Eye 4:698–705
3. Bechrakis N, Blom HL, Stark WJ, Green WR (1994) Recurrent Keratoconus. Cornea 13(1):73–77
4. Beyer CF, Hill JH, Byrd TJ, Kaufman HE (1991) Herpes simplex dendritic keratitis after keratoplasty [letter]. Am J Ophthalmol 112(3):355–356
5. Boruchoff SA, Weiner MJ, Albert DM (1990) Recurrence of posterior polymorphous corneal dystrophy after penetrating keratoplasty. Am J Ophthalmol 109:323–328

6. Brownstein S, Fine BS, Sherman ME, Zimmermann LE (1974) Granular dystrophy of the cornea. Light and electron microscopic confirmation of recurrence in a graft. Am J Ophthalmol 77:701–710

7. Caldwell DR (1978) Postoperative recurrence of Reis-Buecklers' corneal dystrophy. Am J Ophthalmol 85:567–568

8. Cobo LM, Coster DJ, Rice NS, Jones BR (1980) Prognosis and management of corneal transplantation for herpetic. Arch Ophthalmol 98:1755–1759

9. Coster DJ (1981) Factors affecting the outcome of corneal transplantation. Ann R Coll Surg Engl 63:91–97

10. Fanta H (1972) Akuter Keratoconus. Bericht Dtsch Ophthalmol Ges 71:46–51

11. Felice GP de, Carta S (1986) Lattice dystrophy of the cornea. A clinical an histopathologic study. Ophthalmologica 192:135–142

12. Fine M, Cignetti FE (1977) Penetrating keratoplasty in herpes simplex keratitis. Arch Ophthalmol 95:613–616

13. Font RL, Nguyen LK, Boniuk M (1986) Early recurrence of macular corneal dystrophy including electron microscopic observation. Cornea 5:235–243

14. Herman SJ, Hughes WF (1973) Recurrence of hereditary corneal dystrophy following keratoplasty. Am J Ophthalmol 75:689–693

15. Holbach LM, Font RL, Wilhelmus KR (1991) Recurrent herpes simplex keratitis with concurrent epithelial and stromal involvement. Immunohistochemical and ultrastructural observations. Arch Ophthalmol 109:692–695

16. Houber JP (1970) Récidive bilaterale d'une dégénérescence nodulaire de Salzmann après greffe perforante de la cornée. Ophthalmologica 161:90–97

17. Iwamoto T, Stuart JG, Srinivasan BD, Mund MI, Farris RJ, Donn A, Voe AG (1975) Ultrastructural variabious in granular dystrophy of the cornea. Graefes Arch Clin Exp Ophthalmol 194:1–9

18. Jähne M (1974) Keratokonusrezidiv nach Keratoplastik. Z Arztl Fortbild (Jena) 68(9):434–436

19. Johnson BL, Brown SJ, Zaidmann GW (1981) A light and electron microscopic study of recurrent granular dystrophy of the cornea. Am J Ophthalmol 92: 49–58

20. Klintworth GK, Vogel FS (1964) Macular corneal dystrophy. Am J Pathol 50:565–586

21. Klintworth GK, Ferry AP, Sugar A, Reed J (1982) Recurrence of lattice corneal dystrophy type 1 in the corneal grafts of two siblings. Am J Ophthalmol 94:540–546

22. Klintworth GK, Reed J, Stainer GA, Binder PS (1983) Recurrence of macular corneal dystrophy withing grafts. Am J Ophthalmol 95:60–72

23. Kroll G, Winter R (1991) Keratokonus-Rezidiv. Spektrum Augenheilkd 5:35–36

24. Langston RHS, Pavan-Langston D (1975) Penetrating keratoplasty for herpes keratitis: decision making and management. Int Ophthalmol Clin 15:125–140

25. Lempert SL, Jenkins MS, Johnson BS, Brown SI (1978) A simple technique for removal of recurring granular dystrophy in corneal grafts. Am J Ophthalmol 86:89–91

26. Lorenzetti DW, Kaufman HE (1967) Macular and lattice dystrophies and their recurrences after keratoplasty. Trans Am Acad Ophthalmol Otolaryngol 71:112–118

27. Meisler DM, Fine M (1984) Recurrence of the clinical signs of lattice corneal dystrophy (type I) in corneal transplants. Am J Ophthalmol 97:210–214

28. Morgan G (1966) Macular dystrophy of the cornea. Br J Ophthalmol 50:57–67

29. Nirankari VS, Karesh J, Bastion F, Lakhanpal V, Billings E (1983) Recurrence of keratoconus in donor cornea 22 years after successful keratoplasty. Br J Ophthalmol 67:23–28

30. Nose W, Nose RM, Burnier MN jr (1988) Recurrent keratoconus: clinical and histopathological study. Arq Bras Oftalmol 51:138–140

31. Offret H, Saraux H, Morax S (1977) Récidives sur kératoplastie d'une dystrophy granulaire superficielle de Groenouw I. Arch Ophthalmol 37:21–32

32. Olson RJ, Kaufman HE (1978) Recurrence of Reis-Buecklers' corneal dystrophie in a graft. Am J Ophthalmol 85:349–351

33. Palay DA, Stulting RD, Waring GO 3d, Wilson LA (1992) Penetrating keratoplasty in patients with rheumatoid arthritis. Ophthalmology 99:622–627

34. Polack FM, Kaufman HE (1972) Penetrating keratoplasty in herpes keratitis. Am J Ophthalmol 73:908–913

35. Pouliquen Y, Goichot EL, Petroutsos G (1981) Complication des kératoplasties sur kératitis herpétiques. J Fr Ophthalmol 12:829–832

36. Robin AL, Green WR, Lapsa TP, Hoover RE, Kellery JS (1977) Recurrence of macular corneal dystrophy after lamellar keratoplasty. Am J Ophthalmol 84:457–461

37. Rodrigues MM, McGavic JS (1975) Recurrent corneal granular dystrophy: a clinico-pathologic study. Trans Am Ophthalmol Soc 73:306

38. Rubinfeld RS, Traboulsi EI, Arentsen JJ, Eagle RC jr (1990) Keratoconus after penetrating keratoplasty. Ophthalmic Surg 21:420–422

39. Ruusuvaara P, Setälä K, Tarkkanen A (1990) Granular corneal dystrophy with early stromal manifestation. Acta Ophthalmol (Copenh) 68:525–531

40. Severin M, Kirchhof B (1990) Recurrent Salzmann's corneal degeneration. Graefes Arch Clin Exp Ophthalmol 22:101–104

41. Stuart JC, Mund ML, Iwamoto TJ, Troutman RC, White H, Voe AG de (1975) Recurrent granular corneal dystrophy. Am J Ophthalmol 79:18–24

42. Tripathi RC, Garner A (1970) Corneal granular dystrophy. A light and electron microscopical study of its recurrence in a graft. Br J Ophthalmol 54:361–372

43. Vannas A, Hogan MJ, Wood J (1975) Salmann's nodular degeneration of the cornea. Am J Ophthalmol 79:211–219

44. Völker-Dieben HJ, Kok-van Alphen CC, D'Amaro J, Lange P de (1984) The effect of prospective HLA-A and -B matching in 288 penetrating keratoplasties for herpes simplex keratitis. Acta Ophthalmol (Copenh) 62:513–523

45. Weidle EG (1985) Das Rezidiv der granulären Hornhautdystrophie nach Keratoplastik. In: Hommerstein W, Lisch W (Hrsg) Ophthalmologische Genetik. Enke, Stuttgart, S 109–116

46. Witschel H, Sundmacher R (1979) Bilateral recurrence of granular corneal dystrophy in the grafts. Graefes Arch Clin Exp Ophthalmol 209:179–188

Abbildungen 6.1–6.10

Granuläre (bröcklige) Hornhautdystrophie (Bücklers I; Groenouw I)
Rezidiv

Abb. 6.1 a–g. Männlich, 54 Jahre.

Anamnese: granuläre (bröcklige) Hornhautdystrophie. RA: lamelläre Keratoplastik, Rezidiv der Grunderkrankung, perforierende Keratoplastik. LA: perforierende Keratoplastik.

a RA: 19 Jahre nach lamellärer Keratoplastik.
Befund: Rezidiv der Grunderkrankung im Transplantat.
Maßnahme: perforierende Keratoplastik.

b Oberflächliches Rezidiv einer granulären (bröckligen) Hornhautdystrophie nach lamellärer Keratoplastik.
Histologischer Befund des Explantates: Die *Bowman*sche Membran ist von Hyalingranula durchbrochen (*rot*). Das Epithel ist in diesem Bereich auf 2–3 Zellagen reduziert. Die granuläre Ablagerung (*rot*) im unteren Stromadrittel liegt in der nicht abgetragenen Wirtshornhaut. Vergrößerung 63fach, Masson-Trichrom-Färbung (Histologisches Labor der Universitäts-Augenklinik Köln, Prof. B. Kirchhof).

(Fortsetzung S. 104)

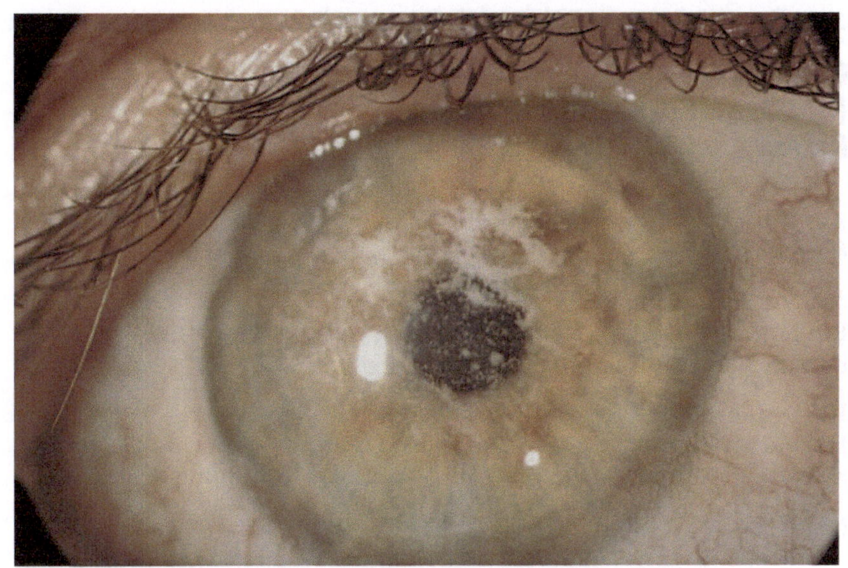

6.1 a

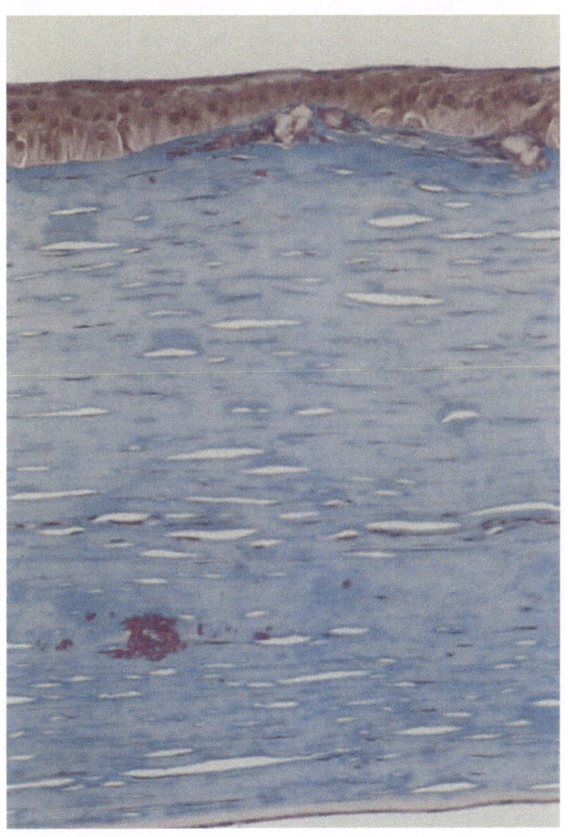

6.1 b

Granuläre (bröcklige) Hornhautdystrophie
(Bücklers I; Groenouw I)
Rezidiv

Abb. 6.1. (Fortsetzung).

c 32 Monate postoperativ.
Befund: beginnendes Rezidiv mit fächerförmig angeordneten zarten bräunlichen Trübungslinien im Epithel.

d RA: 6 Jahre nach der perforierenden Keratoplastik.
Befund: leichte weitere Verstärkung der Einlagerungen, die immer noch oberflächlich liegen und fächerförmige Anordnung zeigen.

(Fortsetzung S. 106)

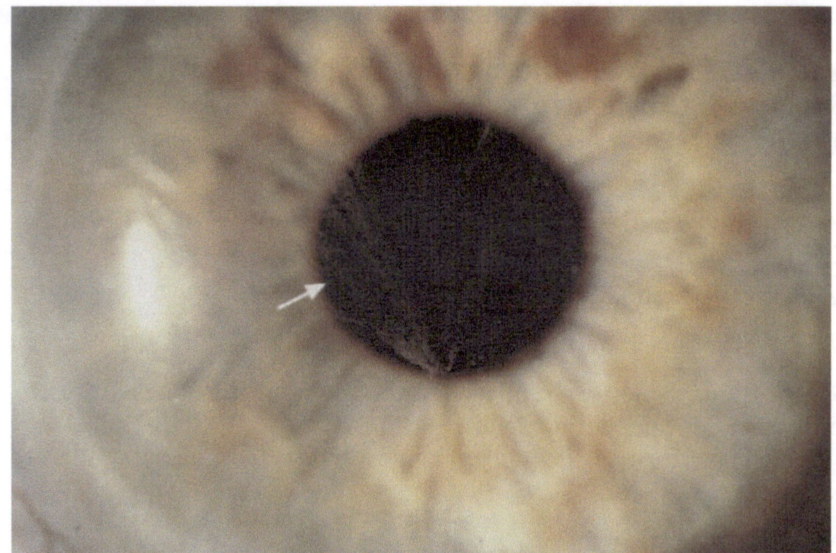

6.1 c

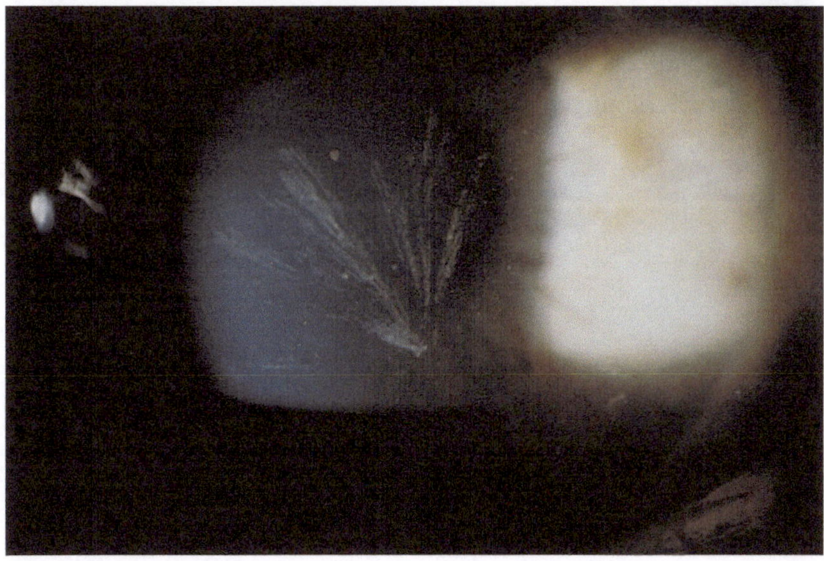

6.1 d

**Granuläre (bröcklige) Hornhautdystrophie
(Bücklers I; Groenouw I)
Rezidiv**

Abb. 6.1. (Fortsetzung).

e LA: Ausgangsbefund.

f LA: 3 Wochen nach perforierender Keratoplastik.

g 29 Monate nach perforierender Keratoplastik, beginnendes Rezidiv
im Bereich der Spenderhornhaut.
Befund: fächerförmige Trübungen zentral, epithelial und subepithelial.

Beurteilung:
auffallend ist die Tatsache, daß das Rezidiv nach mehreren Jahren (s.
rechtes Auge) immer noch das Bild fächerförmig angeordneter feiner
subepithelialer Trübungen zeigt

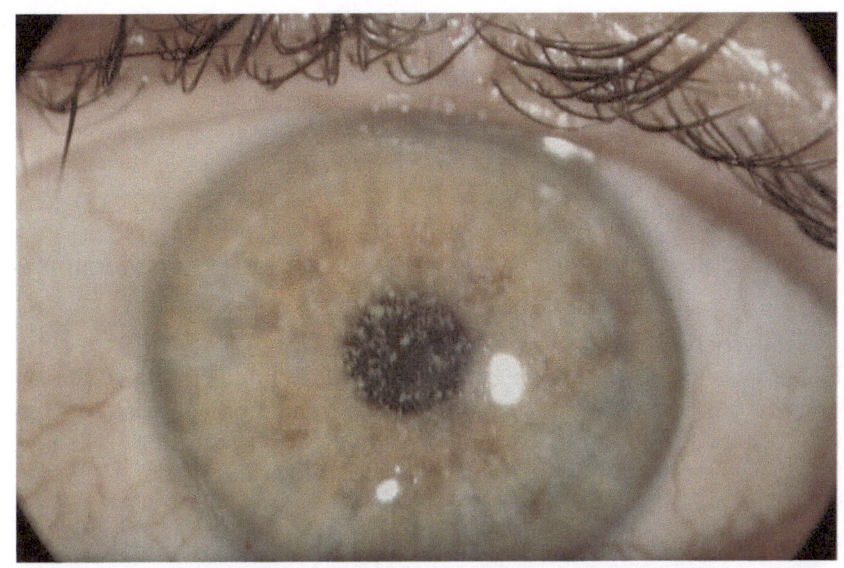

6.1 e

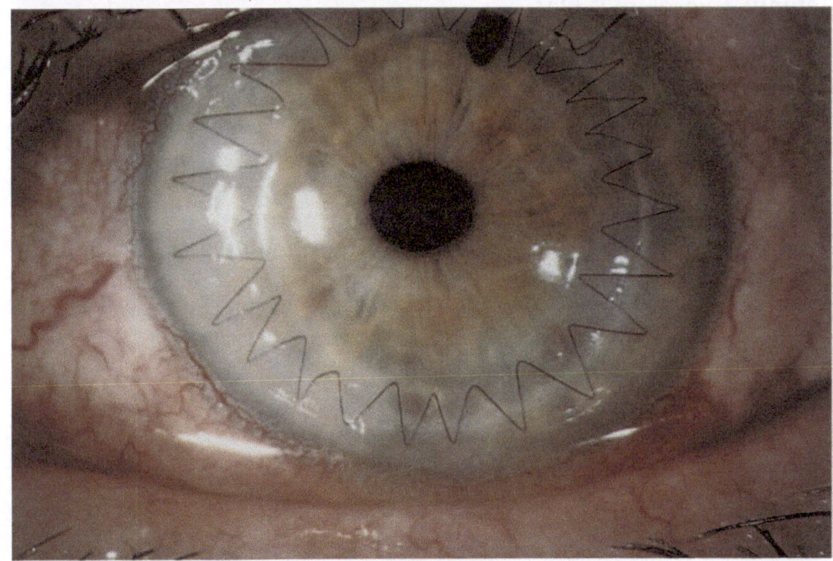

6.1 f

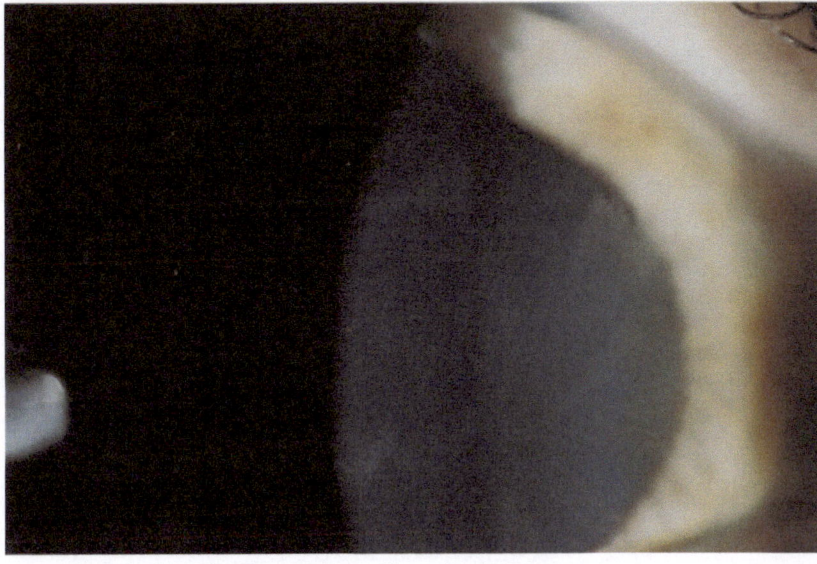

6.1 g

Granuläre (bröcklige) Hornhautdystrophie
Rezidiv

Abb. 6.2 a–c. Weiblich, 46 Jahre.

Diagnose: granuläre Hornhautdystrophie, perforierende Keratoplastik.

a Ausgangsbefund klinisch nicht dokumentiert.
Histologischer Befund des Explantates: Querschnitt durch die gesamte Hornhaut: die *Bowman*-Schicht ist von granulären Massen (*rot*) unterbrochen. Kleine bröcklige Ablagerungen auch im mittleren Stroma (*blau*). Masson-Trichrom 63fach (Histologisches Labor der Universitäts-Augenklinik Köln, Prof. B. Kirchhof).

b 19 Monate nach perforierender Keratoplastik.
Befund: Transplantat klar.

c 3½ Jahre postoperativ.
Rezidiv der Grunderkrankung.
Befund: feinfleckige weißliche Ablagerungen.

Beurteilung:
Rezidiv in Form von feinfleckigen weißlichen Trübungen. Eine fächerförmige Anordnung der Ablagerungen wie bei Fall Abb. 6.1 wurde nie gesehen (regelmäßige Kontrollen wurden in Abständen von 2 Monaten durchgeführt)

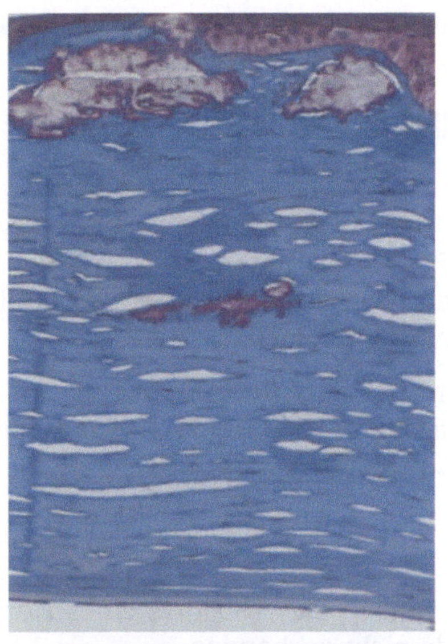

6.2 a

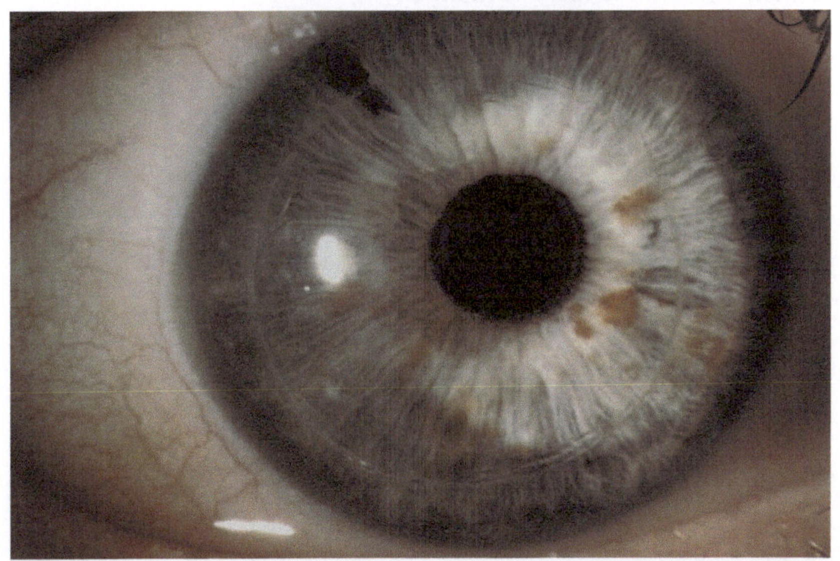

6.2 b

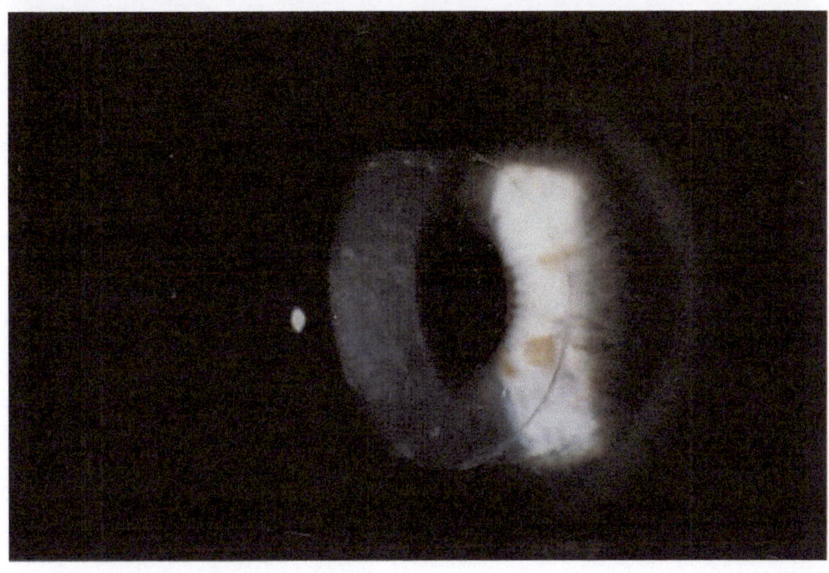

6.2 c

Keratokonus
Fragliches Rezidiv

Abb. 6.3. Männlich, 48 Jahre.

Anamnese: Zustand nach perforierender Keratoplastik wegen Keratokonus (keine genaue Zeitangabe).

Erstvorstellung Universitäts-Augenklinik.
Befund: im unteren Drittel im Bereich des Transplantates umschriebene Quellung und Ektasie.

Beurteilung:
Befund könnte im Sinne eines Rezidivs eines Keratokonus gedeutet werden. Vorbefunde nicht vorhanden

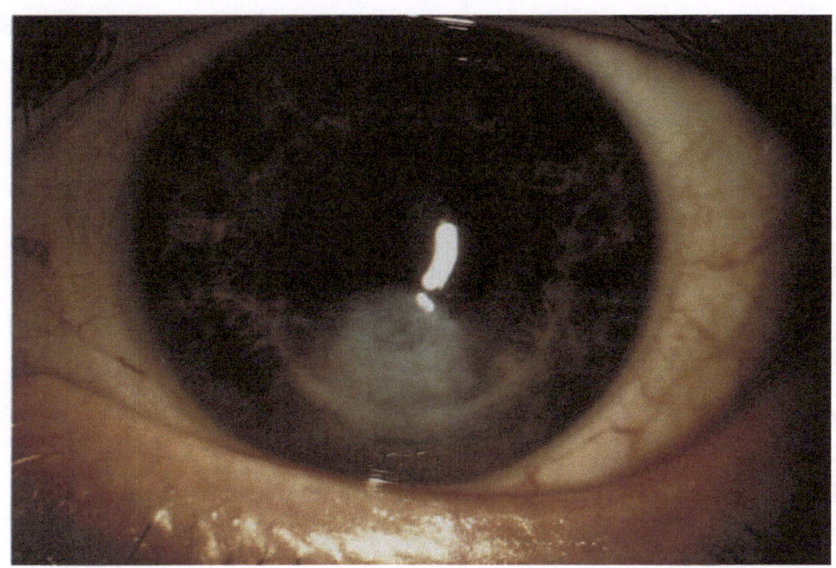

6.3

Salzmannsche Hornhautdegeneration
Fragliches Rezidiv

***Abb. 6.4 a und b.** Weiblich, 65 Jahre.

Diagnose: *Salzmann*sche Hornhautdegeneration.
Maßnahmen: perforierende Keratoplastik. Wegen Katarakt und Drucksteigerung Kombination von Linsenextraktion und Trabekulektomie. Epithelisierungsstörungen.

a Ausgangsbefund.

b 8 Jahre nach perforierender Keratoplastik.
Befund: dichte weißliche Trübungen der oberflächlichen Hornhautschichten.

Beurteilung:
Befund könnte als Rezidiv einer *Salzmann*schen Hornhautdegeneration gedeutet werden. Im Vergleich zum typischen Bild jedoch fehlende Prominenz der Trübungsbereiche

* Severin M, Kirchhof B (1990) Recurrent Salzmann's corneal degeneration. Graefes Arch Clin Exp Ophthalmol 228:101–104.

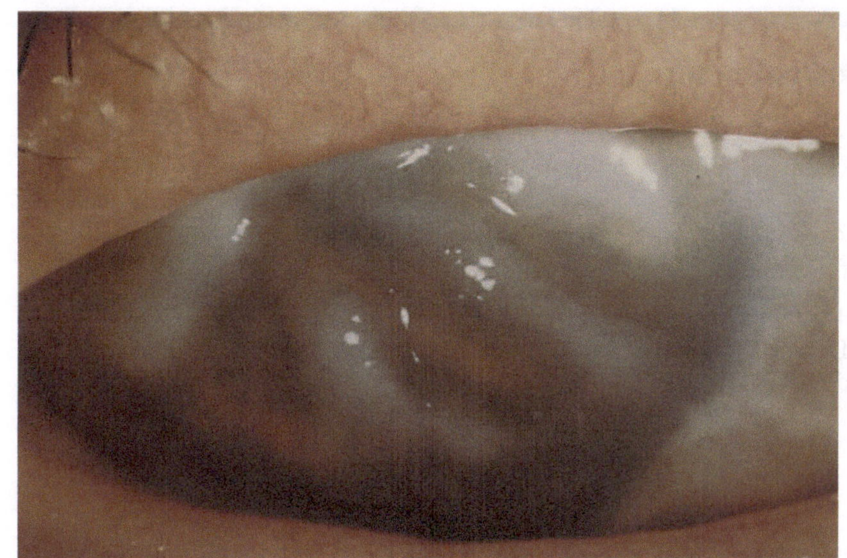

6.4 a

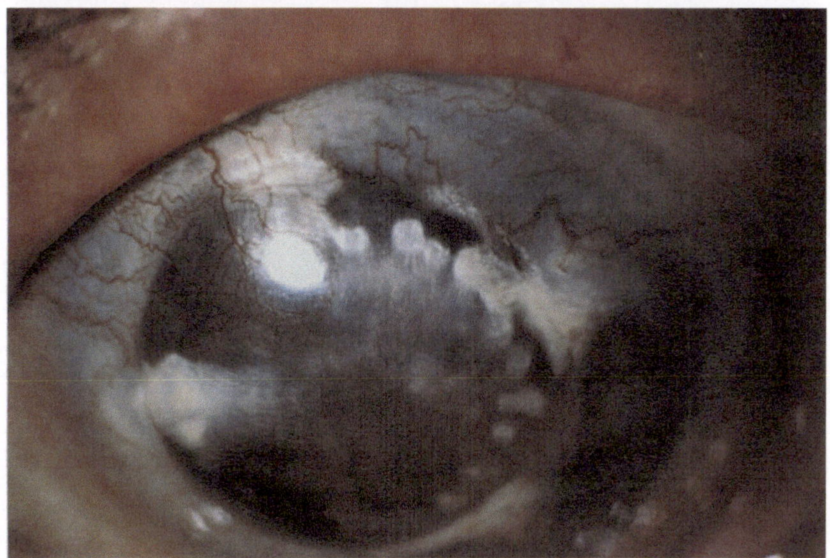

6.4 b

Herpesrezidiv

Abb. 6.5. Weiblich, 59 Jahre.

Anamnese: rezidivierende Keratitis herpetica, Hornhautnarben, perforierende Keratoplastik.

4½ Jahre postoperativ.
Befund: Rezidiv der Grunderkrankung mit Herpeseffloreszenzen auf
dem Transplantat

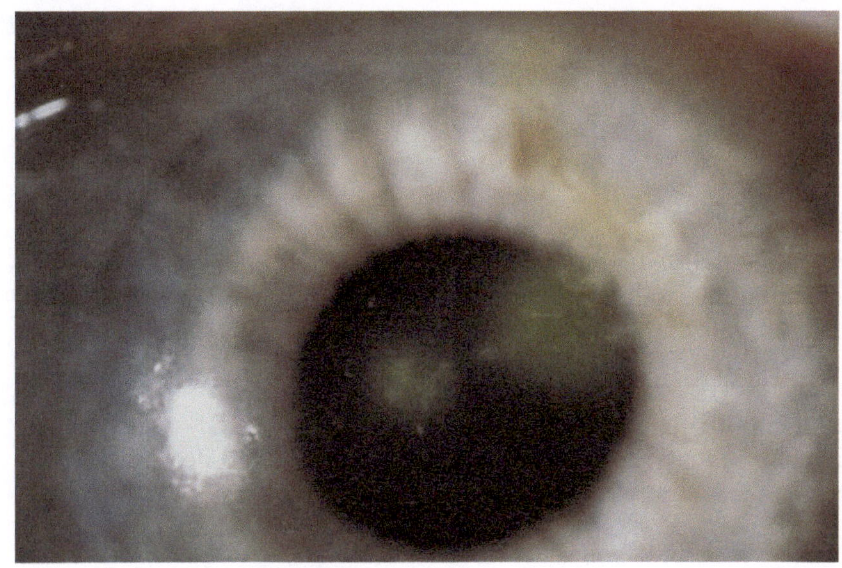

6.5

Rezidivierende Hornhauteinschmelzung bei Kollagenose

Abb. 6.6 a und b. Weiblich, 65 Jahre.

Anamnese: primärchronische Polyarthritis. Hornhauteinschmelzung in Limbusnähe mit Hornhautperforation. Durchführung einer limbusnahen Minikeratoplastik.

a Befund: Zustand nach Minikeratoplastik.

b 9 Monate später.
Befund: erneute Einschmelzung am zentralen Rand des Transplantates.

Beurteilung:
extrem schlechte Prognose der Keratoplastik bei Kollagenosen

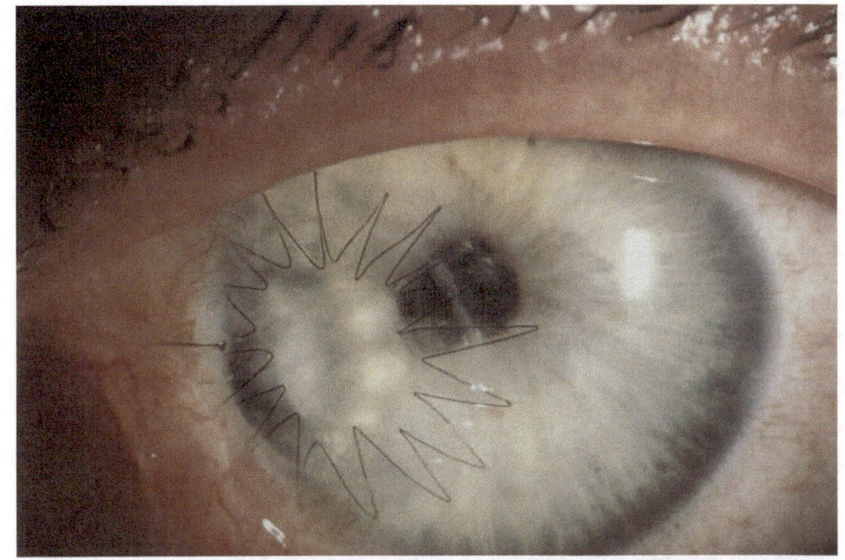

6.6 a

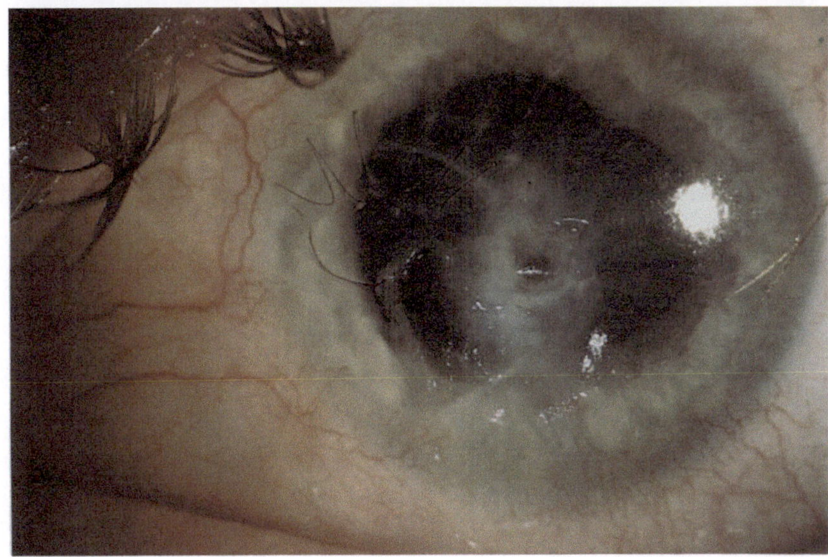

6.6 b

Abb. 6.7. Vgl. Abb. 6.1.

Zustand nach perforierender Keratoplastik.

Befund: Rezidiv der Grunderkrankung im Transplantat mit feinen bräunlichen fächerförmigen Trübungen epithelial und subepithelial.

Abb. 6.8. Weiblich, 53 Jahre.

Anamnese: wegen Herzrhythmusstörungen Amioderontherapie. Keratitis verticillata.

Anmerkung zur Differentialdiagnose zu Abb. 6.7 und 6.8:
im Spaltlampenbefund sehr ähnliches Bild der Cornea verticillata bei beginnendem Rezidiv einer bröckligen Hornhautdystrophie und Cornea verticillata nach Amioderontherapie. Die Differentialdiagnose wird durch die Anamnese geklärt

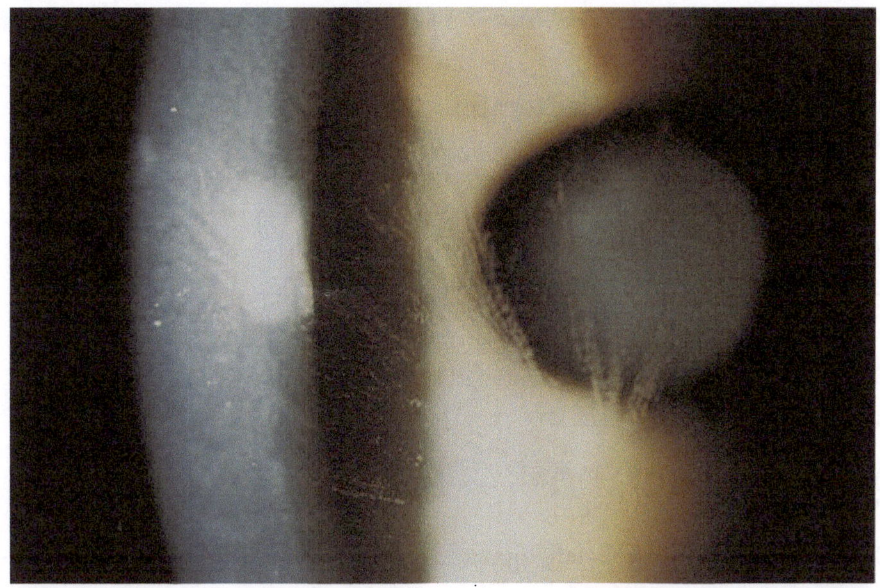

6.7

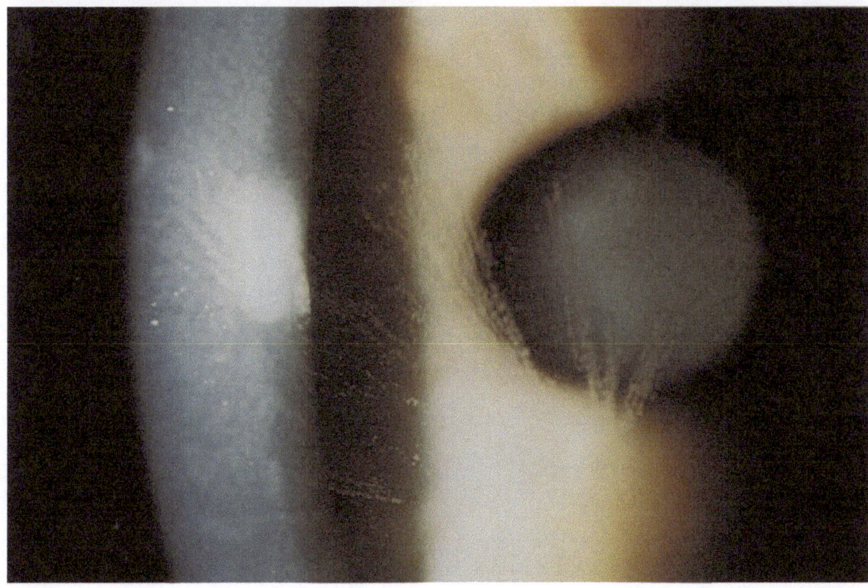

6.8

Herpesrezidiv
Medikamentös toxische Keratitis
Keratitis sicca

Abb. 6.9 a und b. Vgl. Abb. 6.5.

a Herpesrezidiv nach Keratoplastik. Virustatische Therapie.

b 5 Monate nach Therapiebeginn.
Befund: epitheliale Veränderungen in herpesähnlicher Konfiguration.

Abb. 6.10. Weiblich, 72 Jahre.

Anamnese: Hornhautdystrophie.
Perforierende Keratoplastik.

Befund: Keratitis superficialis punctata im Lidspaltenbereich.

Beurteilung zu Abb. 6.9 und 6.10:
Herpesinfektion, medikamentös-toxische Keratitis und Benetzungsstörungen können ähnliche klinische Bilder bieten (s. auch Kap. 2)

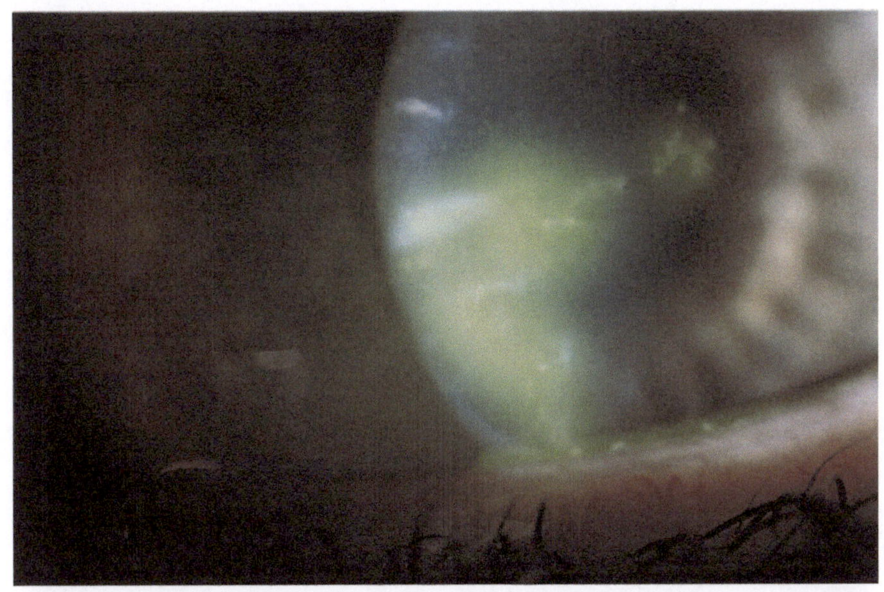

6.9 a

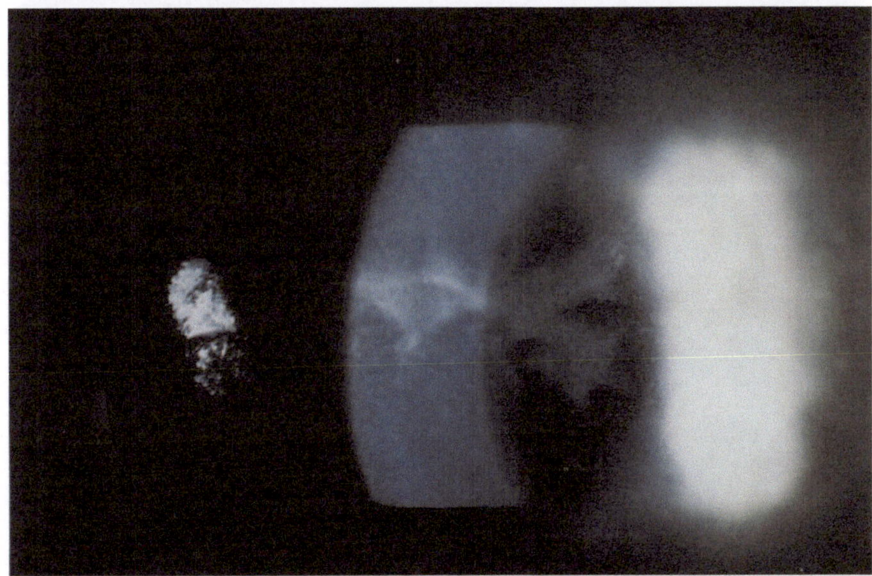

6.9 b

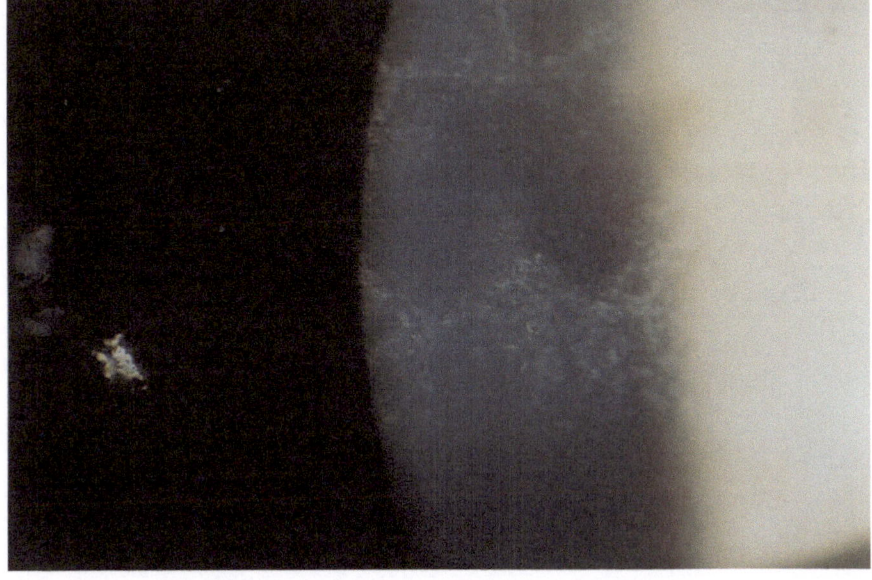

6.10

7 Glaukom

Das Glaukom zählt zu den Hauptursachen eines Transplantatversagens. Das präoperativ nicht regulierte Glaukom ist eine Gegenindikation zur Keratoplastik. Postoperativ müssen verschiedene Glaukomformen bzw. Mechanismen der Augeninnendrucksteigerung unterschieden werden:

1. der passagere Druckanstieg in den ersten Tagen und Wochen nach der Operation,
2. das chronische Sekundärglaukom,
3. das Glaukom in Kombination mit entzündlichen Veränderungen, wie Immunreaktion und Herpes,
4. das Glaukom in Kombination mit Kortikosteroiden.

7.1 Akute postoperative Drucksteigerung

Das akute in den ersten Tagen oder Wochen postoperativ auftretende Glaukom ist ein seltenes Ereignis, bei dem wahrscheinlich ein vorübergehender Kammerwinkelblock bei Veränderung der Kammerwinkelweite nach Einnähen des Transplantates eine Rolle spielt. Intraoperative Maßnahmen wie die Iridektomie und die Wahl eines entsprechenden Durchmessers (größerer Durchmesser bei primär flacher Kammer) können diese Drucksteigerung verhindern. In der Literatur gibt es hierüber keine prozentualen Angaben, da häufig prophylaktisch Karboanhydrasehemmer gegeben werden.

Auch mittelgradige Drucksteigerungen sind unmittelbar postoperativ möglich, sind aber wie das postoperativ akute Glaukom therapeutisch leicht beherrschbar und ohne Einfluß auf das Dauerresultat.

7.2 Chronisches Sekundärglaukom

Im Gegensatz zu den passageren postoperativ auftretenden Drucksteigerungen kann das chronische Sekundärglaukom das Endresultat in Frage stellen. Als Ursache hierfür werden diskutiert: das – auch präoperativ regulierte – Glaucoma chronicum simplex, Veränderungen im Kammerwinkel durch Trauma oder komplizierte Vorderabschnittsoperationen und Irisschädigungen mit Tendenz zur progredienten Synechie. 1969 hatten *Irvine u. Kaufman* [7] auf die Bedeutung des Sekundärglaukoms bei Keratoplastiken an aphaken Augen und Keratoplastik in Kombination mit Kataraktextraktion hingewiesen. Ausgehend von der am Modell diskutierten Vorstellung von *Olson* [14] wird in zahlreichen klinischen Arbeiten die Frage untersucht, ob der in Relation zum Explantat größere Transplantatdurchmesser über eine Veränderung der Kammerwinkelweite die postoperative Drucklage günstig beeinflussen kann [3, 5, 6, 8, 12, 15, 25, 26]. Aus den Arbeiten ergibt sich eine Tendenz zu niedrigeren Druckwerten bei Verwendung disparater Transplantatdurchmesser. Neben der Kammerwinkelweite spielt die traumatisierte Iris, sei es durch exogenes Trauma, postoperatives oder vorbestehendes Glaukom, eine Rolle. Trotz wiederholter Synechiolysen kann es zu der gefürchteten progredienten Goniosynechie kommen. Maßnahmen an der Iris wie die Iridoplastik werden zur Verhinderung dieser Komplikation empfohlen [1, 2, 9, 20, 22].

Je nach Ausgangslage ist mit ganz unterschiedlicher prozentualer Häufung des Glaukoms zu rechnen [10, 17]. Angaben, die sich auf Gesamtkollektive beziehen, haben damit relativ wenig Aussagekraft. Bei Keratoplastiken, die wegen reiner Hornhautsymptomatik ohne zusätzliche Schädigung des vorderen Segmentes und ohne entzündliche Veränderungen durchgeführt werden, spielt das Sekundärglaukom praktisch keine Rolle. Bei Keratoplastiken ohne Risikofaktoren tritt das Sekundärglaukom lediglich in 0 bis 4 % der Fälle auf, mit vorgeschädigtem Vordersegment steigt der Anteil des Sekundärglaukoms auf 30 bis 60 % [5, 21, 24]. Besonders gefährdet sind Keratoplastiken nach perforierender Verletzung, wenn traumatische Schäden im Kammerwinkel vorliegen. Nach Angaben der Literatur tritt das Sekundärglaukom in zwischen 20 % und 87 % dieser Fälle auf [9, 13, 18, 20, 23]. In diesen Situationen sind ähnliche Pathomechanismen wie bei der komplizierten Aphakie oder dem Zustand nach Entfernung eines Pseudophakos anzunehmen, bei denen es intraoperativ zu einer Kammerwinkelschädigung gekommen ist. Auch bei vorbestehendem, wenn auch reguliertem Glaukom kommt es in einem hohen Prozentsatz nach der Keratoplastik wieder zu einer Entgleisung der Drucksituation.

7.3 Glaukom in Kombination mit entzündlichen Veränderungen und Kortikosteroiden

Sonderformen des postoperativen Glaukoms sind die Kombination von Glaukom und Immunreaktion sowie Glaukom und Herpes (Abb. 7.1 und 7.2) [11]. Bei beiden Prozessen kann ein Kortikosteroid als drucksteigernder Faktor zusätzlich eine Rolle spielen. Wenn man die bekannten Tatsachen berücksichtigt, daß die herpetische Trabekulitis zur Drucksteigerung führen, eine Herpesinfektion eine Immunreaktion triggern kann, Kortikosteroide als Vorläufer einer Herpesinfektion gelten und die Immunreaktion eine Kortikosteroidbehandlung erfordert, dann liegt auf der Hand, daß eine starke wechselseitige Beeinflussung gegeben ist und damit die Analyse und Therapie des Einzelfalles schwierig sind. Anhand von exemplarischen Fällen wurden diese Zusammenhänge von *Polack* [16] gezeigt. Wegen der Vielzahl der Risikofaktoren sind aus der Literatur keine prozentualen Angaben zu entnehmen.

7.4 Glaukomdiagnose

Die Druckmessung nach der Keratoplastik ist ein ungelöstes Problem. Die postoperativ häufig über längere Zeit irreguläre Hornhautoberfläche – sei es durch Epithelveränderungen oder durch Nahtspannung – verhindert eine exakte Messung. Diese Schwierigkeit ist weder durch die früher übliche *Schiötz*-Tonometrie noch durch die Applanation zu überwinden. Von *Rootman et al.* [19] wurde 1988 die Messung mit dem „tono-pen" empfohlen. Nach den Untersuchungen von *Geyer et al.* [4] werden damit im Vergleich zur *Goldmann*-Applanation zu hohe Druckwerte gemessen. Es wird i. allg. nicht möglich sein, ausreichend verwertbare Daten zu bekommen. Messungen mit verschiedenen Instrumenten sollten versucht werden. Über die Ungenauigkeit dieser Messungen muß man sich im klaren sein. Als ergänzende Information ist die Beurteilung des Transplantates an der Spaltlampe wichtig. Entsprechend den Befunden an der nichtoperierten Hornhaut sprechen *Descemet*-Falten und Stromaödem gegen eine Drucksteigerung, entquollenes Stroma und Epithelödem für eine Drucksteigerung. Bei intaktem Endothel können bei mäßiger Drucksteigerung das Epithelödem fehlen und das Hornhautstroma ganz entquollen und auffallend transparent sein. Die frühzeitig „ideal" aussehende Keratoplastik sollte bei entsprechender Vorgeschichte und entsprechender Disposition den Verdacht auf eine Drucksteigerung wecken (Abb. 7.3).

7.5 Differentialdiagnose

Da die Druckmessung nicht verläßlich ist, sind Anamnese und Spaltlampenbefund für die Diagnose wichtig. Die anamnestischen Fragen beziehen sich auf Risikofaktoren, wie vorbestehendes Glaukom, Vorderabschnittsschädigung (auch operativ-traumatisch) oder rezidivierende entzündliche Veränderungen. Liegt eine entsprechende Diagnosegruppe vor, muß in einem hohen Prozentsatz mit einem Sekundärglaukom gerechnet werden.

Um eine richtige Therapie durchzuführen, ist differentialdiagnostisch die Immunreaktion von der herpetischen Iritis bzw. Trabekulitis abzugrenzen. Bei der Immunreaktion sind die Präzipitate streng transplantatbegrenzt. Beim Herpes sind Präzipitate auch auf der Empfängerhornhaut zu erwarten. Kombinationen kommen vor.

Literatur

1. Campbell DG, Vela A (1984) Modern goniosynechialysis for the treatment of synechial angle closure glaucoma. Ophthalmology 91:1052–1060
2. Cohen EJ, Kenyon KR, Dohlman CH (1983) Iridoplasty for prevention of post-keratoplasty angle closure and glaucoma. Ophthalmic Surg 13:994–996
3. Foulks GN (1987) Glaucoma associated with penetrating keratoplasty. Ophthalmology 7:871–874
4. Geyer O, Mayron Y, Loewenstein A, Neudorfer M, Rothkoff L, Lazar M (1992) Tono-pen tonometry in normal and in postkeratoplasty eyes. Br J Ophthalmol 76:538–540
5. Goldberg DB, Schanzlin DJ, Brown SI (1982) Incidence of increased intraocular pressure after keratoplasty. Am J Ophthalmol 92:372–377
6. Heidemann DG, Sugar A, Meyer RF, Musch DC (1985) Oversized donor grafts in penetrating keratoplasty. A randomized trial. Arch Ophthalmol 103:1807–1811
7. Irvine AR, Kaufman HE (1969) Intraocular pressure following penetrating keratoplasty. Am J Ophthalmol 68:835
8. Karesh JW, Nirankari VS (1983) Factors associated with glaucoma after penetrating keratoplasty. Am J Ophthalmol 96:160–164
9. Kenyon KR, Stark T, Hersch PS (1992) Penetrating keratoplasty and anterior segment reconstruction for severe ocular trauma. Ophthalmology 99(3):396–402
10. Kirkness CM, Ficker LA (1992) Risk factors for the development of postkeratoplasty glaucoma. Cornea 11(5):427–432
11. Kok-van Alphen CC, Völker-Dieben HJM (1979) Diagnose and treatment of complications in the follow-up period after corneal transplantation. Doc Ophthalmol 46:227–235
12. Krontz DP, Wood TO (1988) Corneal decompensation following acute angle-closure glaucoma. Ophthalmic Surg 19:334–338
13. Offret G, Pouliquen Y (1974) Les homogreffes de la cornée. Masson, Maris
14. Olson RJ (1978) Aphakic keratoplasty. Determining donor tissue size to avoid elevated intraocular pressure. Arch Ophthalmol 96:2274–2276
15. Olson RJ, Kaufman HE (1978) Prognostic factors of intraocular pressure after aphakic keratoplasty. Am J Ophthalmol 86:510–515
16. Polack FM (1986) Graft rejection and glaucoma. Am J Ophthalmol 101:294–297
17. Polack FM (1988) Glaucoma in keratoplasty. Cornea 7:67–69
18. Robinson LP (1981) Keratoplasty following anterieur segment trauma. Aust J Ophthalmol 9:59–62
19. Rootman DS, Insler MS, Thompson HW, Parelman J, Poland D, Unterman SR (1988) Accuracy and precision of the tono-pen in measuring intraocular pressure after keratoplasty and epikeratophakia and in scarred corneas. Arch Ophthalmol 106:1697–1700
20. Severin M (1984) Keratoplastik nach perforierender Verletzung. Fortschr Ophthalmol 81:207–210
21. Severin M, Neubauer H (1985) Keratoplastik und Sekundärglaukom. Sitzungsbericht der 147. Versammlung des Vereins Rheinisch-Westfälischer Augenärzte:S 147–150
22. Severin M, Neubauer H, Hollmann W (1980) La kératoplastie transfixiante et le glaucome secondaire. Bull Mem Soc Fr Ophtalmol 92:220–223
23. Sharkey TG, Brown SI (1981) Transplantation of lacerated corneas. Am J Ophthalmol 91:721–725
24. Simmons RB, Stern RA, Teekhasaenee C, Kenyon KR (1990) Elevated intraocular pressure following penetrating keratoplasty. Trans Am Ophthalmol Soc 87:79–91
25. Zimmermann T, Olson R, Waltman S, Kaufman H (1979) Transplant size and elevated intraocular pressure. Postkeratoplasty. Arch Ophthalmol 96:2231–2233
26. Zimmermann TJ, Krupin T, Grodzki W, Waltman SR, Kaufman HE (1979) Size of donor corneal button and outflow facility in aphakic eyes. Ann Ophthalmol 11:809–811

Abbildungen 7.1–7.3

***Abb. 7.1 a und b.** Weiblich, 47 Jahre.

Anamnese: perforierende Keratoplastik à chaud bei herpetischer Keratitis.

a 1 Jahr postoperativ.
Befund: temporal unten fokal progressive Form der endothelialen Immunreaktion mit Khodadoust-Linie (*Pfeil*). Drucksteigerung. Wegen der Drucksteigerungen wurde eine Zyklokryokoagulation durchgeführt.

b massive Verschlechterung der endothelialen Immunreaktion mit diffus verteilten Präzipitaten.

Beurteilung:
trotz unzureichender konservativer Druckregulierung sollte bei einer floriden Immunreaktion keine operative drucksenkende Therapie durchgeführt werden. Maßnahmen am Ziliarkörper bedeuten in diesen Fällen eine besondere Gefahr in bezug auf das Aufflammen einer Immunreaktion

* Severin M (1987) Keratoplastik und Immunreaktion: Klinisches Bild – Differentialdiagnose. Fortschr Ophthalmol 84:135–141.

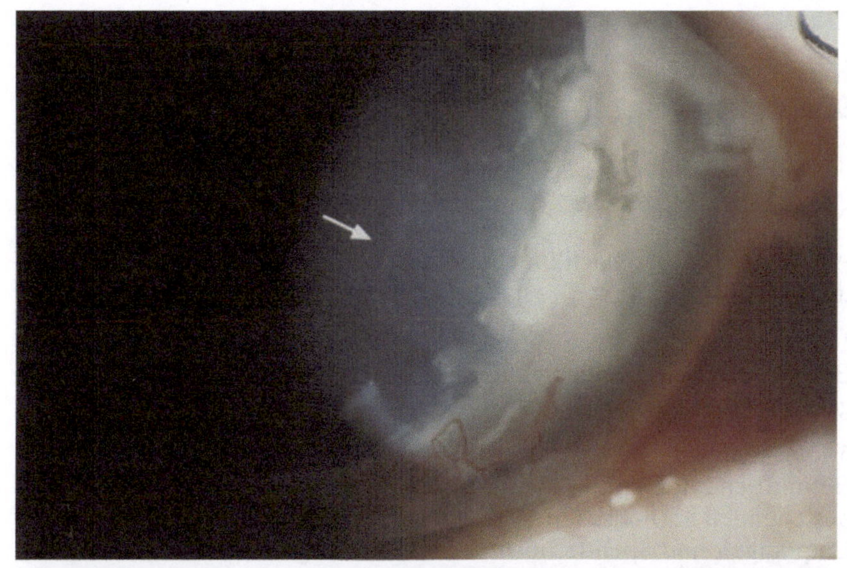

7.1 a

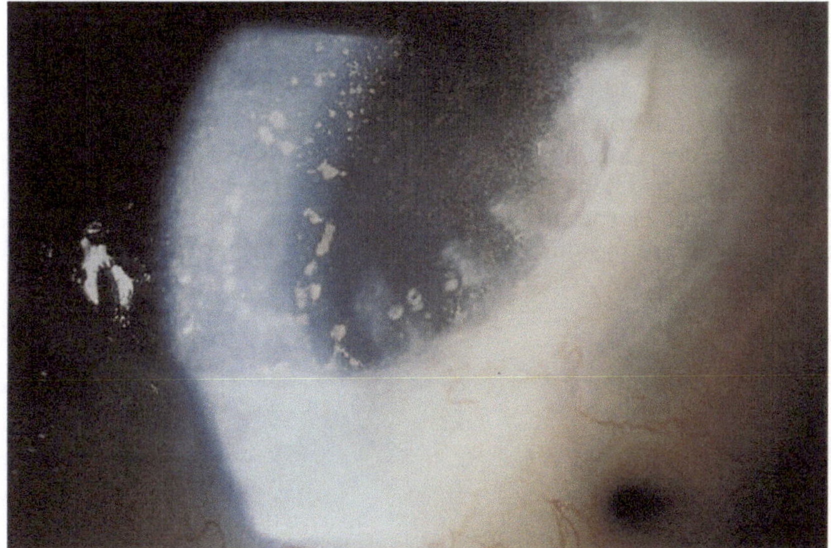

7.1 b

Abb. 7.2 a und b. Männlich, 83 Jahre.

Anamnese: Keratoplastik à chaud bei therapieresistentem Hornhautulkus.

a 14 Jahre postoperativ.
Befund: Keratitis dendritica temporal unten im Bereich der Empfängerhornhaut nahe am Grenzring.

b 6 Tage später.
Befund: endotheliale Präzipitate temporal unten im Bereich der vorbestehenden herpetischen Veränderungen. Präzipitate im Bereich der Empfänger- und Spenderhornhaut. Drucksteigerung.
Diagnose: herpetische Iritis mit Trabekulitis und Sekundärglaukom.

Beurteilung:
die Kombination von oberflächlichem Herpes und Endothelpräzipitaten auch an der Empfängerhornhaut sprechen für eine herpetisch bedingte Iritis. Das Glaukom ist als Folge einer Trabekulitis anzusehen. Damit steht die Herpesinfektion im Vordergrund. Eine späte Immunreaktion ist allerdings durch diese Vorgänge auslösbar

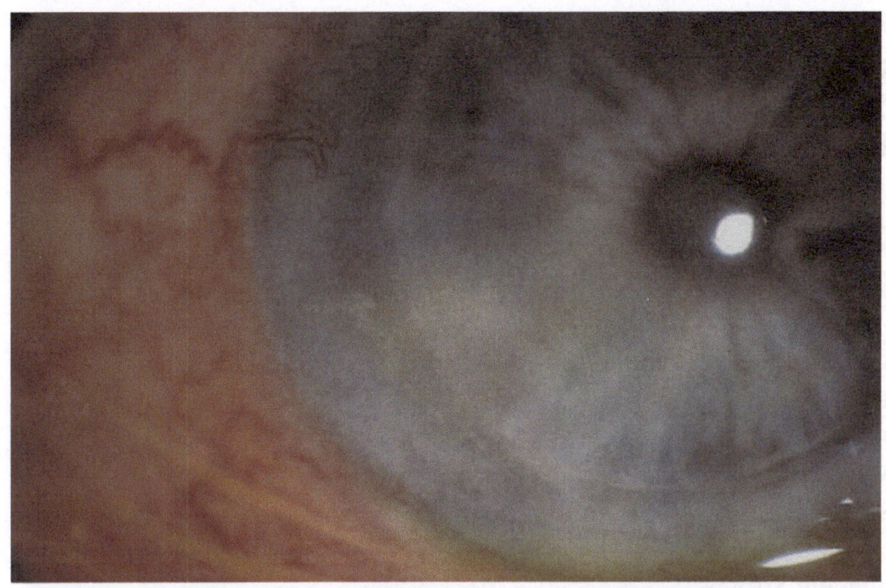

7.2 a

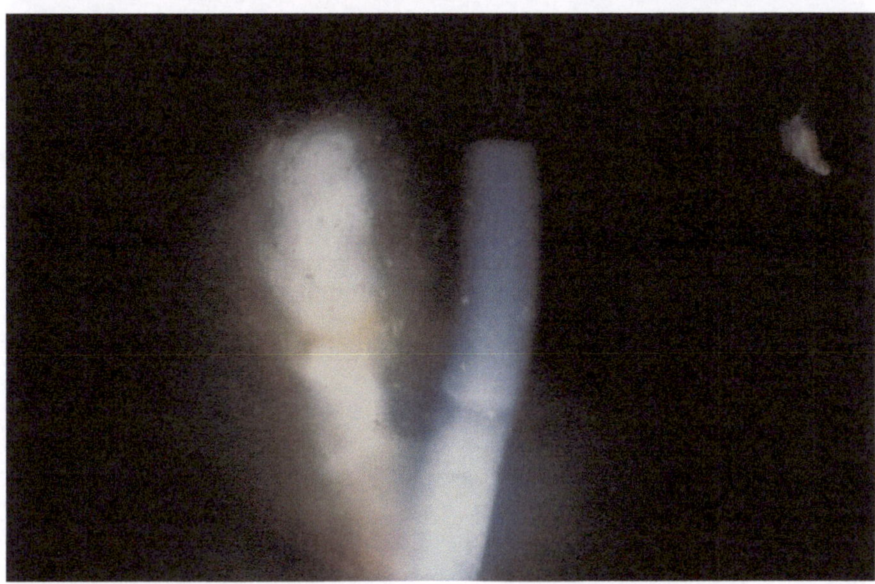

7.2 b

Abb. 7.3 a–c. Männlich, 68 Jahre.

Anamnese: perforierende Rekeratoplastik bei Hornhautdystrophie nach komplizierter Kataraktextraktion und Glaukomoperation mit vorderen Synechien und partiell aufgehobene Vorderkammer.

a 5½ Monate postoperativ.
Befund: Transplantat glasklar, dünnes Stroma.
Augendruckwerte um 30 mm Hg.

b 2½ Jahre postoperativ.
Befund: im Spaltlampenbild weiterhin auffallend klare Hornhaut mit dünnem Stroma.
Augendruckwerte um 30 mm Hg.

c 8 Jahre postoperativ.
Unter ständiger antiglaukomatöser Medikation klares Transplantat.

Beurteilung:
trotz ideal aussehendem Transplantat sollten bei entsprechender Anamnese, die auf eine mögliche Drucksteigerung hinweist, Druckmessungen durchgeführt werden. Gegebenenfalls Kontrolle mit verschiedenen Instrumenten

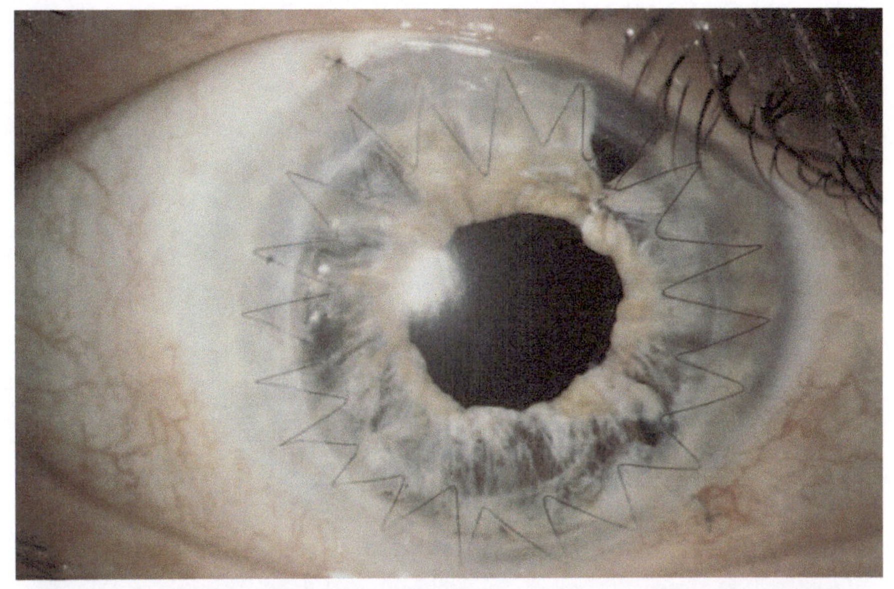

7.3 a

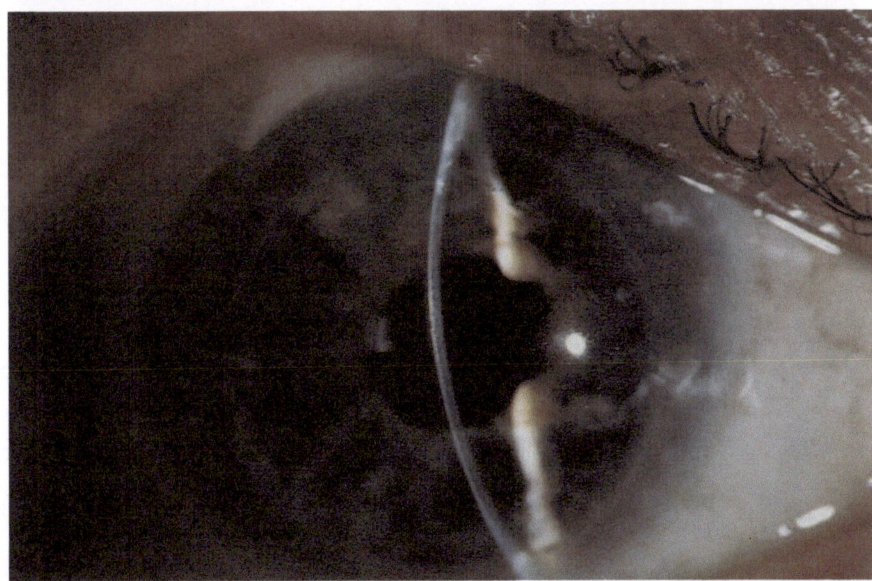

7.3 b

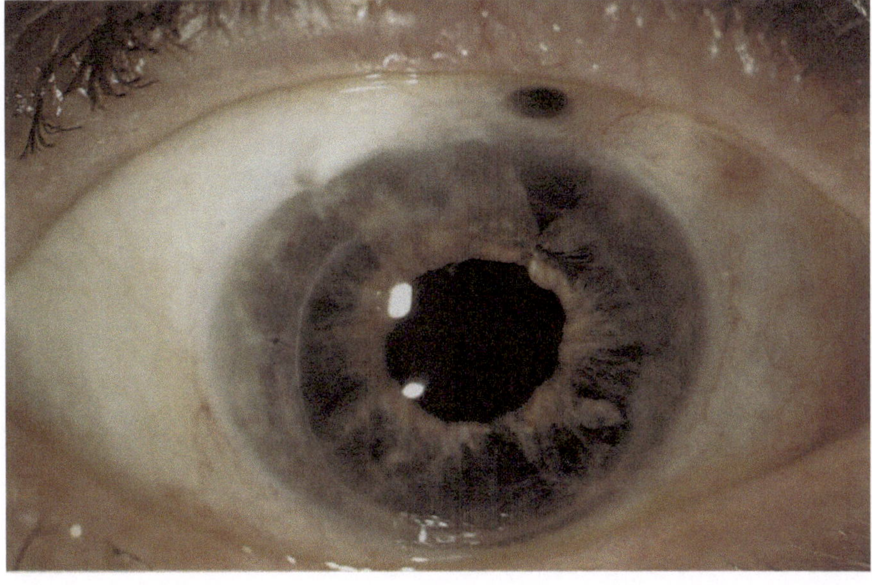

7.3 c

8 Spätkomplikationen

Transplantatversagen verschiedener Ursache können noch nach Jahren auftreten. Das bedeutet, daß der Patient nach einer Keratoplastik einer Dauerbeobachtung bedarf. Die prozentuale Häufigkeit und die prognostische Bedeutung der einzelnen nach Keratoplastik beobachteten Komplikationen ändert sich im Laufe der Jahre. Eine sinnvolle Nachbehandlung nach Keratoplastik muß dieser Tatsache Rechnung tragen.

8.1 Immunologische Genese

Die Mehrzahl der immunologischen Reaktionen ist in den ersten 18 Monaten nach der Keratoplastik zu erwarten. Sie kommen aber auch nach diesem Zeitpunkt noch vor. Bestimmte Formen werden sogar noch nach 10–20 Jahren beobachtet. In der Regel sind sie prognostisch günstiger zu werten als Immunreaktionen, die relativ früh auftreten.

8.1.1 Epitheliale Immunreaktion

Man kann in der Regel davon ausgehen, daß das Epithel des Transplantates nach einigen Wochen durch das Epithel des Empfängers ersetzt ist. Aus diesem Grunde sind epitheliale Immunreaktionen früh zu erwarten (s. Kap. 2). In besonderen Situationen braucht der Ersatz des Spenderepithels länger. In diesen Fällen sind epitheliale Immunreaktionen noch zu einem späteren Zeitpunkt möglich. Vereinzelt ist diese Komplikation noch 18 Monate postoperativ beobachtet worden [26, 38]. Prognostisch hat die epitheliale Immunreaktion i. allg. keine Bedeutung. Bedeutung bekommt sie dann, wenn sie Vorläufer anderer Immunreaktionen ist oder wenn bei bestimmten Grunderkrankungen die Reepithelisierung un-

vollständig bleibt. Es gibt Beobachtungen, nach denen späte epitheliale Immunreaktionen dann auftreten, wenn das Empfängerepithel eine herabgesetzte Vitalität hat. Unter diesen Bedingungen kann es nach der epithelialen Abstoßung therapeutisch schwierige Oberflächenprobleme geben (Abb. 8.1).

8.1.2 Subepitheliale Infiltrate

Die subepithelialen Infiltrate gehören zu den immunologischen Reaktionen, die relativ spät beobachtet werden (Abb. 8.2). Von *Alldredge u. Krachmer* [2] bzw. *Krachmer u. Alldredge* [17] werden postoperative Intervalle von 21 bzw. 23 Monaten angegeben. In einer retrospektiven Studie von 156 perforierenden Keratoplastiken mit Mindestkontrollzeit von 3 Jahren traten 4 der 14 beobachteten subepithelial gelegenen Immunreaktionen im Zeitraum zwischen 12 und 20 Monaten auf [42]. Diese Zusammenstellung zeigt, daß subepitheliale Infiltrate sich manifestieren können, wenn der Patient nicht mehr unter regelmäßiger augenärztlicher Kontrolle ist. Da das Auge reizfrei sein kann und wesentliche Funktionsminderungen fehlen, ist anzunehmen, daß die in der Literatur angegebene prozentuale Häufigkeit wahrscheinlich zu niedrig angesetzt ist. Subepitheliale Infiltrate sind in der Regel reversibel. Ihre eigentliche Bedeutung liegt darin, daß eine Kombination mit endothelialer Immunreaktion möglich ist.

8.1.3 Stromanekrose

Die immunologisch bedingte akute Stromanekrose („Abstoßungsreaktion") ist die intensivste Form der Immunreaktion, die lediglich in den ersten Monaten postoperativ beobachtet wird. Als Spätmanifestation braucht sie differentialdiagnostisch nicht mehr in Erwägung gezogen werden.

8.1.4 Endotheliale Immunreaktionen

Alle Formen der endothelialen Immunreaktion können noch nach Jahren auftreten. Sie ziehen immer eine Schädigung des Endothels nach sich, haben damit erhebliche prognostische Bedeutung und müssen stets differentialdiagnostisch in Erwägung gezogen werden. Sie kommen seltener vor als in der Frühzeit nach der Keratoplastik, nehmen in der Regel einen gutartigeren Verlauf, werden aber 10 und 20 Jahre nach der Keratoplastik noch beobachtet und können auch dann noch zu einem Transplantatversagen führen. Endotheliale Immunreaktionen treten auch spät noch in den beiden Formen, nämlich der lokalisierten progredienten Khodadoust-Linie und den diffus verteilten Präzipitaten, auf.

8.1.4.1 Späte endotheliale Khodadoust-Linie

Die sog. fokal-progressive Form der endothelialen Immunreaktion, bei der eine am Transplantatrand beginnende zytotoxische Lymphozytenlinie in Richtung Transplantatzentrum verläuft, tritt dann auf, wenn die Heilung im Grenzbereich Empfänger-/Spenderhornhaut nicht abgeschlossen oder wieder gestört ist. Nach den Untersuchungen von *Polack* [30] können sensibilisierte Leukozyten das Endothel durch die Narbe bei noch unvollständiger *Descemet*scher Membran erreichen. Die Stabilisierung der Narbe tritt erst nach einigen Monaten ein [31, 33, 34]. Bei guter Wundadaptation ist die Wundheilung nach etwa 6 Monaten abgeschlossen [32], bei schlechter Wundadaptation ist die Heilungsphase verlängert, es kann auf Dauer eine Schwäche im Bereich der Narbe zurückbleiben. Hierin kann eine Ursache der Entwicklung einer späten Khodadoust-Linie gesucht werden (s. Kap. 5). Zusätzliche auslösende Ursachen sind möglich. Hierzu gehören alle Prozesse, die eine Instabilität der Narbe zur Folge haben. Als Ursache werden entzündliche sowie trophische Veränderungen und Traumen diskutiert. Von den entzündlichen Prozessen kommen bakterielle oder virale Infektionen in Frage. Trophische Veränderungen nehmen im Laufe der Jahre eher zu. Benetzungsstörungen und herabgesetzte Sensibilität können eine Rolle spielen. Die genannten Prozesse sind Triggermechanismen für eine Immunreaktion, die dann dort auftritt, wo es zu einer Beeinträchtigung der

Narbenstabilität gekommen ist (Abb. 8.4). Zu den Traumen, die über den Weg der Veränderung der Narbe zu einer fokal-progredienten Immunreaktion führen können, gehören operative Eingriffe (Abb. 8.3), Nahtentfernung mit folgender Verkippung des Transplantates und schließlich direkte Traumen mit Aussprengung des Transplantates.

8.1.4.2 Diffus verteilte Präzipitate

Die typische Spätform der endothelialen Immunreaktion sind transplantatbegrenzte, gleichmäßig verteilte Endothelpräzipitate, die nicht das Bild einer wandernden Linie zeigen. Diese Reaktion wird noch nach vielen Jahren auch ohne erkennbar auslösende Ursache beobachtet (Abb. 8.5). Da jede endotheliale Immunreaktion Endothelschäden zur Folge hat, muß bei der Behandlung der Spätkomplikationen differentialdiagnostisch besonders an diese Form der Immunreaktion gedacht werden.

Im Gegensatz zu der lokalisierten endothelialen Immunreaktion nimmt die diffuse endotheliale Immunreaktion wahrscheinlich den Weg über die Uvea (s. Kap. 5). Es liegt deshalb nahe, daß entzündliche Veränderungen im Bereich der Uvea Triggermechanismus sein können. Als auslösende Ursache kommen aber auch Oberflächenveränderungen und Traumen in Frage. Auch die YAG-Kapsulotomie muß in diesem Zusammenhang diskutiert werden (Abb. 8.6) [8, 37, 42].

8.2 Nichtimmunologische Genese

Während die Immunreaktion als Ursache eines späten Transplantatversagens prozentual zurücktritt, nehmen nichtimmunologische Ursachen an Häufigkeit zu. Hierunter fallen trophische oder bakterielle Oberflächenveränderungen, Schädigungen durch Medikamente, erregerbedingte Stromaveränderungen, Kontaktlinsenschäden und Folgezustände nach Vorder- und Hinterabschnittsoperationen.

Bei den Oberflächenveränderungen, die als Spätfolge auftreten, spielen die Grunderkrankungen, die zu der Keratoplastik führten, eine wesentliche Rolle. Hierunter fallen Stellungsanomalien der Lider (Lidveränderungen), Bindehautveränderungen, Störungen der Tränensekretion, Epitheliopathie bei Zustand nach herpetischer Keratitis, Ekzem und Diabetes. Bei Prozessen dieser Art wird die Transplantation von frischer Hornhaut mit intaktem Epithel bevorzugt. Zunächst hat das Transplantat damit eine gute Oberfläche. Mit dem Ersatz des Spenderepithels durch das Empfängerepithel können Oberflächenveränderungen entsprechend denen der Ursprungskrankheit auftreten. Diese Problematik nimmt mit zeitlichem Abstand von der Operation nicht ab. Ein wesentlicher Faktor, der hierbei berücksichtigt werden muß, ist die Entwicklung der Hornhautsensibilität nach Keratoplastik. Sensibilitätsprüfungen brachten unterschiedliche Ergebnisse. Untersuchungen von *Rao et al.* [36] zeigten, daß das Transplantat auch nach Jahren zentral noch anästhetisch bzw. stark hypästhetisch bleibt. In der Peripherie stellten sie normale Sensibilität fest mit Ausnahme der Rekeratoplastik, bei der auch peripher eine Sensibilitätsstörung vorlag. Positivere Ergebnisse brachten die Untersuchungen von *Mathers et al.* [23]. Die in der Peripherie beginnende Resensibilisierung erreichte nach ihren Untersuchungen nach 18 Monaten das Zentrum. Eine Ausnahme machten die Transplantate nach Herpeskeratitis, die zentral anästhetisch blieben. Bei den anderen Diagnosen waren keine Differenzen festzustellen. Prüfungen von *Stamer et al.* [46] ergaben 3 Jahre postoperativ bei der Hälfte der Patienten Normalsensibilität auf dem Transplantat. Je nach Diagnosegruppe wurden Unterschiede gefunden.

Trotz der unterschiedlichen Ergebnisse kann man davon ausgehen, daß über einen längeren Zeitraum Sensibilitätsstörungen zurückbleiben. Hierdurch können Probleme der Reepithelisierung erklärt werden. Verschiedene Faktoren wirken damit einer intakten Oberfläche entgegen: verminderte Tränensekretion, unvollständige Resensibilisierung in Kombination mit vermindertem Blinzelreflex – Symptome, die im Alter zunehmen. Am auffallendsten sind immer wieder zentrale, im Lidspaltenbereich gelegene Epithelaufbrüche bei Keratoplastik nach Herpes (Abb. 8.7). Die Veränderungen betreffen nicht nur das Epithel, sondern führen auch zu einer Beteiligung der oberflächlichen Stromaschichten. Sie können zu einer partiellen Transplantattrübung führen und auch Auslösemechanismus einer endothelialen Immunreaktion werden (Abb. 8.8).

8.2.2 Bakterielle/mykotische Keratitis

In Abhängigkeit von den genannten Faktoren, die zu Epithelisierungsstörungen führen, kann als weitere Folge eine Infektion hinzukommen. Bei Grunderkrankungen, die eine dauerhafte Störung der Hornhautoberfläche zur Folge haben, besteht auch auf Dauer ein erhöhtes Risiko einer Infektion des Transplantates (Abb. 8.9). Von *Fong et al.* [13] wird die Häufigkeit der mikrobiellen Keratitis nach perforierender Keratoplastik mit 3,3 % angegeben. Diese Zahl bezieht sich auf ein Gesamtkollektiv. Der Prozentsatz steigt, wenn man nur die Gruppen betrachtet, bei denen lokale Risikofaktoren vorliegen [1, 3]. Dabei besteht ein wechselseitiger Einfluß von Oberflächenveränderungen, Nahtproblemen und Transplantatversagen. Ein Teil dieser Risikofaktoren sind Dauerprobleme und führt dazu, daß die Infektion als Spätkomplikation auftreten kann. Die als Therapeutikum eingesetzte Kontaktlinse kann zu einer Verschlimmerung der Probleme führen (s. Kap. 8.2.4). Der herabgesetzten Sensibilität kommt in diesem Zusammenhang eine doppelte Bedeutung zu: sie fördert den pathologischen Prozeß durch Beeinträchtigung der mitotischen Aktivität und verhindert auf der anderen Seite, daß der Patient auf den pathologischen Prozeß aufmerksam wird [16]. Als Keime kommen alle Organismen in Frage, die auch an der nichttransplantierten Hornhaut zu Infektionen führen können. Zahlenmäßig überwiegen Candida albicans, Staphylokokken und Streptokokken.

8.2.3 Herpetische Keratitis

Die Keratitis herpetica kann in ihren unterschiedlichen Formen das Transplantat befallen. Wenn die Keratoplastik wegen einer herpetischen Infektion durchgeführt wurde, kann man den Herpesbefall des Transplantates als echtes Rezidiv der Grunderkrankung ansehen. Eine Herpeskeratitis ist aber auch bei Keratoplastiken anderer Grunderkrankung möglich. Hierbei spielen dann wahrscheinlich verschiedene Faktoren eine Rolle, wie rezidivierende Oberflächenveränderungen und langandauernde Kortikosteroidmedikation.

Das Rezidiv eines echten epithelialen Herpes wurde in Kap. 6 besprochen. Von *Coster* [9] wird im ersten Jahr nach der Keratoplastik eine Rezidivrate von 15 % angegeben. *Völker-Dieben et al.* [50] fanden im ersten Jahr 9,4 % (1984). Diese Rezidivrate steigt und beträgt bis zum 4. Jahr postoperativ 24 % [9]. Bezüglich der Häufigkeit eines Herpes auf Transplantaten, die wegen anderer Grunderkrankung durchgeführt wurden, sind der Literatur keine genauen Angaben zu entnehmen. Jede herpetische Keratitis hat die bekannten Sensibilitätsstörungen und Oberflächenprobleme. Eine lokale antivirale Therapie verstärkt diese Probleme. Die Lokalbehandlung der Keratitis herpetica führt deshalb leicht in einen Circulus vitiosus (s. Kap. 9: Therapie).

8.2.4 Spätkomplikationen durch Kontaktlinsen

Die erste Arbeit über hydrophile Permanentlinsen nach Keratoplastik wurde 1978 von *Gosselin et al.* [14] veröffentlicht. Sie berichten über 19 Patienten. Als entscheidende Komplikation wird auf die Vaskularisation und die ihr folgende Trübung der Hornhaut hingewiesen. 1980 berichtet *Lemp* [21] über 9 aphake Patienten, bei denen nach Keratoplastik eine Korrektur mit permanent getragenen Weichlinsen erfolgte. Als Komplikationen traten bei 8 dieser 9 Patienten periphere Neovaskularisationen auf. Zusätzlich wird über eine reversible Immunreaktion und eine fragliche Candidainfektion berichtet. Dementsprechende Beobachtungen machte *Purcell* [35]. Als Risikofaktoren bei der Anpassung einer harten, gaspermeablen Linse werden bestehende Epitheldefekte, Infiltrate, lose Nähte und Entzündungen angegeben [5, 44].

Je nach Ausgangssituation ist die Gefahr einer Komplikation bzw. Spätkomplikation bei Tragen einer permanenten Weichlinse unterschiedlich [39]. Anhand von Beobachtungen an 27 Augen mit permanenter Weichlinse nach Keratoplastik erscheinen folgende Schlüsse möglich:

1. Bei mechanischer Verletzung des Transplantates durch Veränderungen der Konjunktiva und der Lider ist die Anwendung der permanenten Weichlinse indiziert und mit vergleichsweise geringem Risiko behaftet.
2. Bei Epithelveränderungen, die sekundär auf dem Boden einer Endothelschädigung entstehen, bringt die permanente Weichlinse Beschwerdefreiheit und evtl. leichte Funktionsbesserung. Verschlechterungen sind allerdings auch hier möglich, treten aber in der Regel erst nach längerer Tragezeit (mehr als 1 Jahr) auf.
3. Bei resistenzgemindertem Epithel, wie wir es bei Ekzematikern, herabgesetzter Tränensekretion, krankhafter Tränenzusammensetzung und Keratoplastik nach rezidivierendem Herpes sehen, kann die zum richtigen Zeitpunkt angewandte Permanentlinse echte therapeutische Wirkung mit Funktionsbesserung und Stabilisierung des Befundes haben, birgt aber ein erhebliches Risiko und kann speziell bei längerer Anwendung irreversible Schäden verursachen. Die Komplikation kann schnell auftreten. Besonders gefährdet sind Ekzematiker (Abb. 8.10) [40].

8.3 Operative Eingriffe und Spätkomplikation

Grundsätzlich kann jeder operative Eingriff nach einer Keratoplastik Komplikationen in bezug auf das Transplantat nach sich ziehen.

8.3.1 Fadenentfernung

Als Komplikation einer Fadenentfernung sind Verkippungen des Transplantates mit hohem Astigmatismus und in Extremfällen Wundsprengungen und Endophthalmitis möglich [45]. Der Zeitpunkt der Fadenentfernung muß deshalb genau überlegt werden. Bei komplikationsfreiem Verlauf wird der fortlaufende Faden in der Regel mindestens 1 Jahr belassen. Wegen der genannten Gefahren wird gelegentlich empfohlen, bei niedrigem Astigmatismus den Faden nicht zu entfernen. Auch dieses Verfahren kann Komplikationen nach sich ziehen. Über eine Biodegradation sind Fadenbrüche und Reizerscheinungen möglich, die ihrerseits wieder epitheliale Probleme, evtl. Infektionen [19], in Ausnahmefällen Immunreaktionen, hervorrufen können. Der beste Zeitpunkt zur Fadenentfernung kann nicht festgelegt werden. In der Regel besteht Zurückhaltung bei Patienten mit Keratokonus und Patienten mit endothelialer Dystrophie. Transplantationen, die wegen entzündlicher Veränderungen durchgeführt wurden, weisen i. allg. eine intensivere Narbenbildung auf, so daß die Fadenentfernung ohne die Gefahr einer Verkippung oder Wundsprengung früher durchgeführt werden kann.

8.3.2 Intraokulare Eingriffe

Von den antiglaukomatösen Eingriffen sind Maßnahmen am Ziliarkörper für das Transplantat am gefährlichsten (s.o.). Sie lösen Entzündungszustände aus, die Ausgangspunkt für eine späte, von der Uvea ausgehende Immunreaktion sein können (vgl. Abb. 7.1).

Nach Kataraktextraktionen und Linsenimplantationen steht die mögliche Endothelschädigung des Transplantates im Vordergrund. Die in den ersten 2 Jahren postoperativ reduzierte Endothelzahl des Transplantates kann nach einer Vorderabschnittsoperation soweit reduziert werden, daß es zu einer Dekompensation des Endothels kommt.

Hinterabschnittsoperationen, die wegen einer Ablatio retinae oder proliferativen Vitreoretinopathie durchgeführt werden müssen, können das Transplantat über verschiedene Mechanismen schädigen. Hierbei spielen der allgemeine Entzündungszustand, die, wenn auch vorübergehende, postoperative Drucksteigerung und vor allen Dingen tamponierende Substanzen, insbesondere das Silikon, eine Rolle [29]. Aus einer Studie von *Sternberg et al.* [47] geht hervor, daß es nach einer Netzhautablösungsoperation bei 25 % der Patienten zu einer zumindest teilweisen Eintrübung des Transplantates kommen kann. Die schlechtesten Ergebnisse bezüglich der Hornhauttransparenz werden bei Langzeitkontrollen nach Silikoninjektion gesehen. Da es sich bei diesen Augen um einen Zustand nach mehrfachen Operationen handelt, tragen wahrscheinlich mehrere Faktoren zum Transplantatversagen bei. Eine exakte Analyse ist deshalb häufig nicht möglich. Die Berichte in der Literatur beziehen sich z.Z. noch auf kleine Kollektive [4, 28, 29].

8.4 Epitheleinwachsung

Die Epitheleinwachsung, die nach perforierenden Verletzungen und nach Kataraktoperationen auftreten kann, wurde als Folge einer Keratoplastik erstmals von *Mazow u. Steffens* 1966 [24] beschrieben. Aufgrund weiterer Angaben in der Literatur [6, 7, 11, 12, 20, 39, 43, 48, 51] kann angenommen werden, daß die diffuse epitheliale Invasion nach Keratoplastik selten vorkommt. Dieses kann darauf zurückzuführen sein, daß perforierende Keratoplastiken nach schweren Verletzungen erst in den letzten Jahren häufiger durchgeführt werden. Auf der anderen Seite müssen differentialdiagnostische Schwierigkeiten in Erwägung gezogen werden [11, 41]. Typisch für eine Epitheleinwachsung ist eine wandernde Linie, die zu einer zarten retrokornealen Membran führt, wobei keine Präzipitate und kein Hornhautödem gesehen werden. Dieser Befund unterscheidet sich deutlich von der wandernden Lymphozytenlinie mit Präzipitaten und Hornhautödem bei der Immunreaktion. Im Gegensatz zu der Immunreaktion findet man in der Vorderkammer bereits vor Ausbildung der epithelialen Einwachsungszone gröbere Zellkonglomerate, die sich von denen einer Iritis unterscheiden. Endothelmikroskopische Befunde können differentialdiagnostisch hilfreich sein [41]. Eine zytopathologische Untersuchung des Kammerwassers wird empfohlen (Abb. 8.11) [22].

8.5 Linsentrübungen

Wie nach anderen intraokularen Operationen ist die Entwicklung von Linsentrübungen auch nach der Keratoplastik bekannt (Abb. 8.12). Nach der Keratoplastik à chaud sind in relativ hohem Prozentsatz frühzeitig auftretende, schnell progrediente Linsentrübungen beobachtet worden [49]. Eine Zunahme vorbestehender Linsentrübungen nach Keratoplastik, speziell bei Patienten mit *Fuchs*scher Endotheldystrophie und vorbestehender Katarakt, sowie Herpeskeratitis, ist möglich [27].

Feine, wahrscheinlich kortikosteroidbedingte Hinterschalentrübungen können auch bei Keratokonuspatienten nach der Keratoplastik auftreten. Diese Trübungen sind in der Regel nicht progredient und führen zu keiner wesentlichen Funktionsminderung [10, 27].

8.6 Mooren's Ulcer

Die Entwicklung eines Ulkus Mooren nach einer Keratoplastik ist eine sehr seltene Spätkomplikation (Abb. 8.13). Bisher sind lediglich 2 Fälle beschrieben worden, bei denen nach einer Keratoplastik wegen anderer Grunderkrankung das klinische Bild eines Ulkus Mooren beobachtet wurde und der histopathologische Befund dieser Diagnose entsprach [25]. Der Zusammenhang mit einer stromalen Immunreaktion wird diskutiert [15].

8.7 Pseudoexfoliation

Von *Küchle u. Naumann* [18] wurde bei 3 Patienten 4–6 Jahre nach der Keratoplastik eine Pseudoexfoliation beobachtet. Der mögliche Zusammenhang mit der Keratoplastik wird diskutiert.

Literatur

1. Al-Hazaa SA, Tabbara KF (1988) Bacterial keratitis after penetrating keratoplasty. Ophthalmology 95: 1504–1508
2. Alldredge OC, Krachmer JH (1981) Clinical types of corneal transplant rejection. Their manifestations, frequency, preoperative correlates and treatment. Arch Ophthalmol 99:599–604
3. Bates AK, Kirkness CM, Ficker LA, Steele AD, Rice NS (1990) Microbial keratitis after penetrating keratoplasty. Eye 4:74–78
4. Beekhuis WH, Rij G van, Zivojnovic R (1985) Silicone oil keratopathy: indications for keratoplasty. Br J Ophthalmol 69(4):247–253
5. Beekhuis WH, Rij G van, Eggink FA, Vreugdenhil W, Schoevaart CE (1991) Contact lenses following keratoplasty. CLAO J 17:27–29
6. Bennet T, D'Amico RA (1974) Epithelial inclusion cyst of iris after keratoplasty. Am J Ophthalmol 77:87–89
7. Boruchoff SA, Kenyon KR, Foulks GN, Green WR (1980) Epithelial cyst of the iris following penetrating keratoplasty. Br J Ophthalmol 64:440–445
8. Cahane M, Ashkenazi I, Urinowski E, Arni I (1992) Corneal graft rejection after neodymium-yttrium-aluminium-garnet laser posterior capsulotomy. Cornea 11(6):534–537
9. Coster DJ (1981) Factors affecting the outcome of corneal transplantation. Ann R Coll Surg Engl 63:91–97
10. Donshik PC, Cavanaugh HD, Boruchoff SA, Dohlmann CH (1981) Posterior subcapsular cataracts induced by topical corticosteroids following keratoplasty for keratoconus. Ann Ophthalmol 13:29–32
11. Feder RS, Krachmer JH (1985) The diagnosis of epithelial downgrowth after keratoplasty. Am J Ophthalmol 99:697–703
12. Ferry AP, Magde GE, Mayer W (1985) Epithelialization of the anterior chamber as a complication of penetrating keratoplasty. Ann Ophthalmol 17: 414–417
13. Fong LP, Ormerod LD, Kenyon KR, Foster CS (1988) Microbial keratitis complication penetrating keratoplasty. Ophthalmology 95:1269–1275
14. Gosselin C, Kreis-Gosselin F, Pouliquen Y (1978) Utilisation thérapeutique des lentilles souples dans les troubles épithéliaux après greffes de cornée. J Fr Ophtalmol 10:583–588
15. Gottsch JD, Liu SH, Stark WJ (1992) Mooren's ulcer and evidence of stromal graft rejection after penetrating keratoplasty. Am J Ophthalmol 113:412–417
16. Harris DJ jr, Stulting RD, Waring GO 3d, Wilson LA (1988) Late bacterial and fungal keratitis after corneal transplantation. Spectrum of pathogens, graft survival, and visual prognosis. Ophthalmology 95:1450–1457
17. Krachmer JH, Alldredge OC (1978) Subepithelial infiltrates: a probable sign of corneal transplant rejection. Arch Ophthalmol 96:2234–2237
18. Küchle M, Naumann GO (1992) Occurrence of pseudoexfoliation following penetrating keratoplasty for keratoconus. Br J Ophthalmol 76:98–100
19. Leahey AB, Avery RL, Gottsch JD, Malette RA, Stark WJ (1993) Suture obscesses after penetrating keratoplasty. Cornea 12(6):489–492
20. Leibowitz HM, Elliot JH, Boruchoff SA (1967) Epithelialization of the anterior chamber following penetrating keratoplasty. Arch Ophthalmol 78:613–617
21. Lemp MA (1980) The effect of extended-wear aphakic hydrophilic contact lenses after penetrating keratoplasty. Am J Ophthalmol 90:331–335
22. Litoff D, Krachmer JH (1992) Complications of corneal surgery. Int Ophthalmol Clin 32(4):79–96
23. Mathers WD, Jester JV, Lemp MA (1988) Return of human corneal sensitivity after penetrating keratoplasty. Arch Ophthalmol 106:210–211
24. Mazow ML, Steffens RW (1966) An unusual complication after keratoplasty. Surv Ophthalmol 11:205–208
25. Mondino BJ, Hofbauer JD, Foos RY (1987) Mooren's ulcer after penetrating keratoplasty. Am J Ophthalmol 103:53–56
26. Morris RJ, Kirkness CM (1988) Emergency presentation of corneal graft patients. Eye 2:71–76
27. Neubauer H, Severin M, Hollmann W (1980) Corneal graft in keratoconus and cataract formation. In: The cornea in health and disease. (VIth Congress of the European Society of Ophthalmology) Royal Society of Medicine. International Congress and Symposion Series 46:587–589

28. Noorily SW, Foulks GN, McCuen BW (1991) Results of penetrating keratoplasty associated with silicone oil retinal tamponade. Ophthalmology 98(8):1186–1189

29. Perren B, Boehnke M, Körner F (1992) Prognose nach perforierender Keratoplastik bei sekundären Endothelatrophien unterschiedlicher Genese. Klin Monatsbl Augenheilkd 200(5):577–578

30. Polack FM (1972) Scanning electron microscopy of the host-graft endothelial junction in corneal graft reaction. Am J Ophthalmol 73:704–711

31. Polack FM (1975) The corneal host-graft junction. Physiopathology of the scar. Arch Ophthalmol 35:139–152

32. Polack FM (1977) The healing of corneal grafts. In: Polack FM (ed) Corneal transplantation. Grune & Stratton, London, pp 45–69

33. Polack FM, Binder PS (1975) Detachment of descemetis membrane from grafts following wound separation: light and scanning electron microscopic study. Ann Ophthalmol 7:47–54

34. Pouliquen Y (1983) Kératoplastie. Bull Soc Belge Ophtalmol 206:3–15

35. Purcell JJ jr (1981) Extended-wear contact lenses after corneal grafts [letter]. Am J Ophthalmol 91:119–120

36. Rao GN, John I, Ishida N, Aquavella JV (1985) Recovery of corneal sensitivity in grafts following penetrating keratoplasty. Ophthalmology 92:1408–1411

37. Severin M (1986) Immunreaktionen nach Keratoplastik. Klin Monatsbl Augenheilkd 188:200–208

38. Severin M, Kirchhof B (1990) Recurrent Salzmann's corneal degeneration. Graefes Arch Clin Exp Ophthalmol 228:101–104

39. Severin M, Konen W, Kilp H (1983) Therapeutische Weichlinsen nach Keratoplastik, Indikation und Komplikationen. Klin Monatsbl Augenheilkd 182:41–45

40. Severin M, Konen W, Neubauer H, Kilp H (1985) Keratoplasty in eczema patients. Proceedings of the VIIth congress of European Society of Ophthalmology, pp 367–368

41. Severin M, Kirchhof B, Hartmann C (1987) Diffuse epithelial ingrowth after perforating keratoplasty. Dev Ophthalmol 13:9–19

42. Severin M, Pfister P, Kirchhof B (1991) Complications tardives après kératoplastie. Ophtalmologie 5:280–282

43. Sidrys LA, Demong T (1982) Epithelial downgrowth after penetrating keratoplasty. Can J Ophthalmol 17:29–31

44. Smith SG, Lindstrom RL, Nelson JD, Weiss JL, Doughman DJ (1984) Corneal ulcer-infiltrate associated with soft contact lens use following penetrating keratoplasty. Cornea 3:131–134

45. Spigelmann AV, Dougham DJ, Lindstrom RL, Nelson JD (1988) Visual loss following suture removal postkeratoplasty. Cornea 7:214–217

46. Stamer L, Boehnke M, Draeger J (1987) Entwicklung der Hornhautsensibilität nach Keratoplastik. Fortschr Ophthalmol 84:432–435

47. Sternberg P jr, Meredith TA, Stewart MA, Kaplan HJ (1990) Retinal detachment in penetrating keratoplasty patients. Am J Ophthalmol 109:148–152

48. Sugar A, Meyer RF, Hood CJ (1977) Epithelial downgrowth following penetrating keratoplasty in the aphake. Arch Ophthalmol 95:464–467

49. Thiel HJ, Weidle EG (1985) Keratoplasty 'à chaud'. Results and complications. Dev Ophthalmol 11:68–74

50. Völker-Dieben HJ, Kok-van Alphen CC, D'Amaro J, Lange P de (1984) The effect of prospective HLA-A and -B matching in 288 penetrating keratoplasties for herpes simplex keratitis. Acta Ophthalmol (Copenh) 62:513–523

51. Yamaguchi T, Polack FM, Valenti J (1981) Electron microscopic study of epithelial downgrowth after penetrating keratoplasty. Br J Ophthalmol 65:374–382

Späte epitheliale Immunreaktion

Abb. 8.1 a und b. Weiblich, 74 Jahre.

Anamnese: perforierende Keratoplastik wegen *Salzmann*scher Hornhautdegeneration. Für 18 Monate klares intaktes Transplantat mit intaktem Epithel (vgl. Abb. 2.4).

***a** 18 Monate postoperativ.
Befund: von temporal oben nach unten ziehende, auf das Transplantat begrenzte anfärbbare Linie (*Pfeil*). Befund kann als epitheliale Immunreaktion mit epithelialer Khodadoust-Linie angesehen werden (s. Kap. 2).

b 12 Monate nach Ablauf der Immunreaktion.
Befund: zentrale oberflächliche wolkige Trübungen. Oberflächliche Vaskularisation ist Folge einer therapeutischen Kontaktlinse.

Beurteilung:
sehr spät auftretende epitheliale Immunreaktion, die sich mit der auf das Transplantat begrenzten wandernden Khodadoust-Linie zu erkennen gibt.
Seit dieser Zeit Epithelisierungsstörungen. Ursache des späten Auftretens der Immunreaktion möglicherweise Epitheliopathie der Empfängerhornhaut. Diese Tatsache würde auch die im Anschluß an die Immunreaktion bestehenden therapieresistenten Oberflächenprobleme erklären

* Severin M, Kirchhof B (1990) Recurrent Salzmann's corneal degeneration. Graefes Arch Clin Exp Ophthalmol 228:101–104.

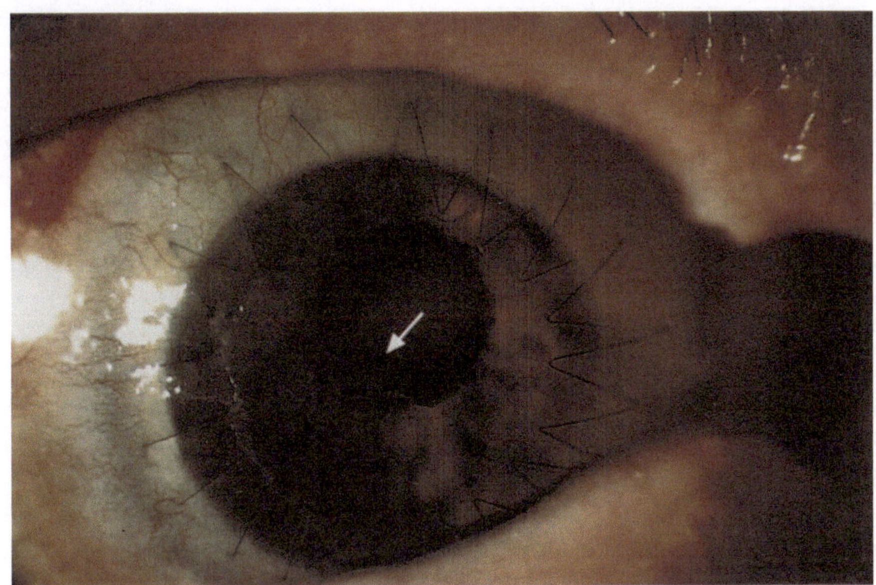

8.1 a

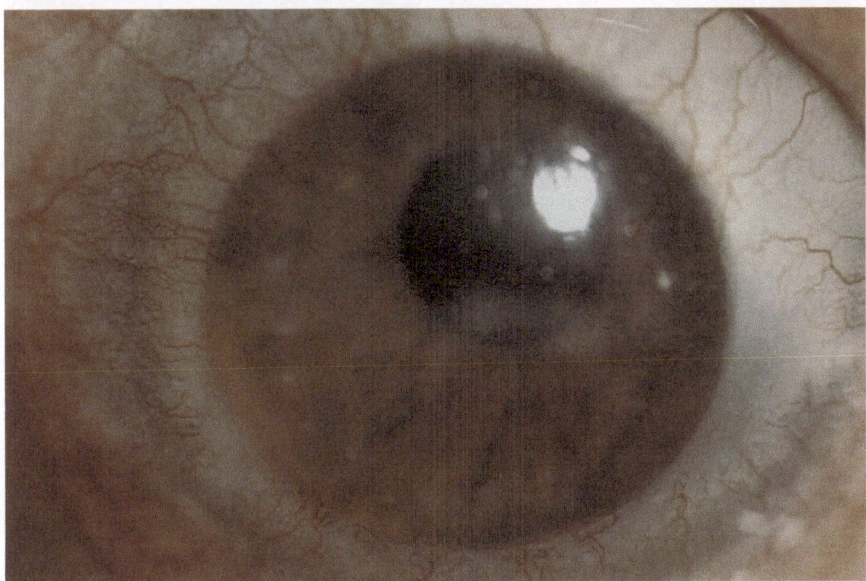

8.1 b

Abb. 8.2 a und b. Männlich, 32 Jahre.

Anamnese: makuläre (fleckige) Hornhautdystrophie, perforierende Keratoplastik.

a 26 Monate postoperativ.
Befund: Immunreaktion mit Kombination von subepithelialen Infiltraten und Endothelpräzipitaten. Lokale Kortikosteroidtherapie. Schnelle Rückbildung der Immunreaktion.

b 2 Jahre nach Ablauf der Immunreaktion (4 Jahre nach perforierender Keratoplastik).
Transplantat klar. Einzelne ältere Präzipitate.

Beurteilung:
subepitheliale Infiltrate treten häufig erst spät auf, sind oft Zufallsbefunde

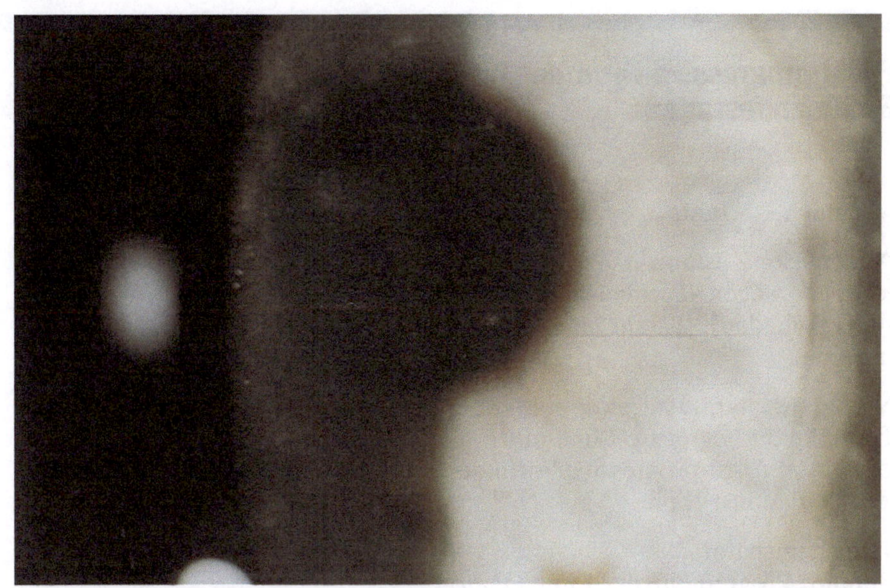

8.2 a

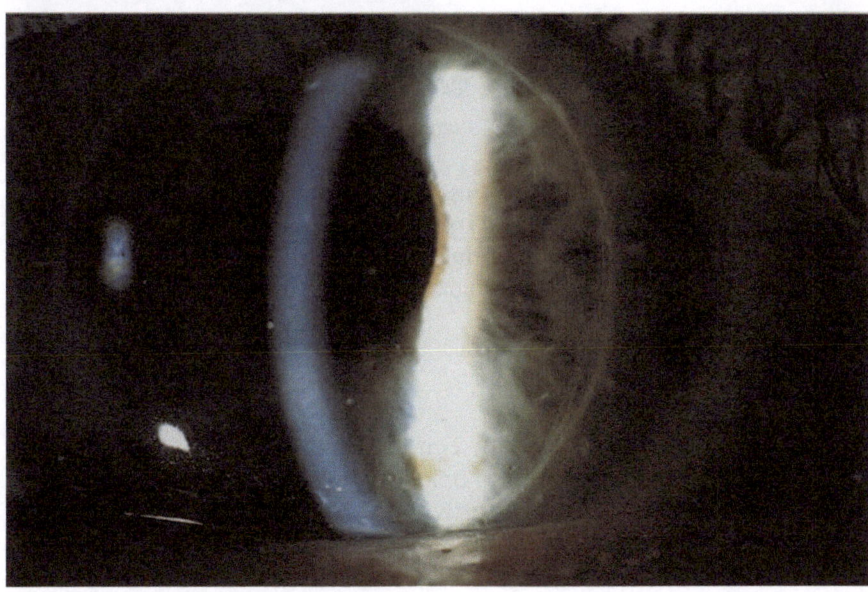

8.2 b

Fokal-progressive Form der Immunreaktion
Spätmanifestation

Abb. 8.3 a und b. Männlich, 45 Jahre.

Anamnese: Zustand nach perforierender Rekeratoplastik (Erstkeratoplastik wegen Hornhautperforation, Herpesinfektion und Kortikosteroidschaden). 1 Jahr nach der letzten Keratoplastik Kataraktextraktion.

a Nach der Kataraktextraktion: im oberen Drittel der Hornhaut auf das Transplantat begrenzte Linie mit Präzipitaten (*Pfeil*).
Diagnose: fokal-progressive Form der Immunreaktion mit endothelialer Khodadoust-Linie.

***b** 4 Wochen später.
Befund: Progredienz der Linie (*Pfeil*).

Abb. 8.4. Männlich, 39 Jahre.

Anamnese: Zustand nach Verätzung, dritte perforierende Keratoplastik.

26 Monate postoperativ.
Befund: Trophische Störung nasal mit beginnender Stufenbildung im Bereich der Grenze Empfänger-/Spenderhornhaut. Ausgehend von diesem Bezirk linienförmig angeordnete Präzipitate auf dem Endothel (*Pfeile*) (spät auftretende fokal progressive Form der Immunreaktion mit Khodadoust-Linie).

Beurteilung zu Abb. 8.3 und 8.4:
Veränderung im Bereich der Narbe Empfänger-/Spenderhornhaut bei Abb. 8.3 durch operatives Trauma, bei Abb. 8.4 durch trophische Störung. Spätes Auftreten der fokal progressiven Form der Immunreaktion hierdurch erklärbar

* Severin M (1986) Immunreaktionen nach Keratoplastik. Klin Monatsbl Augenheilkd 188:200–208.

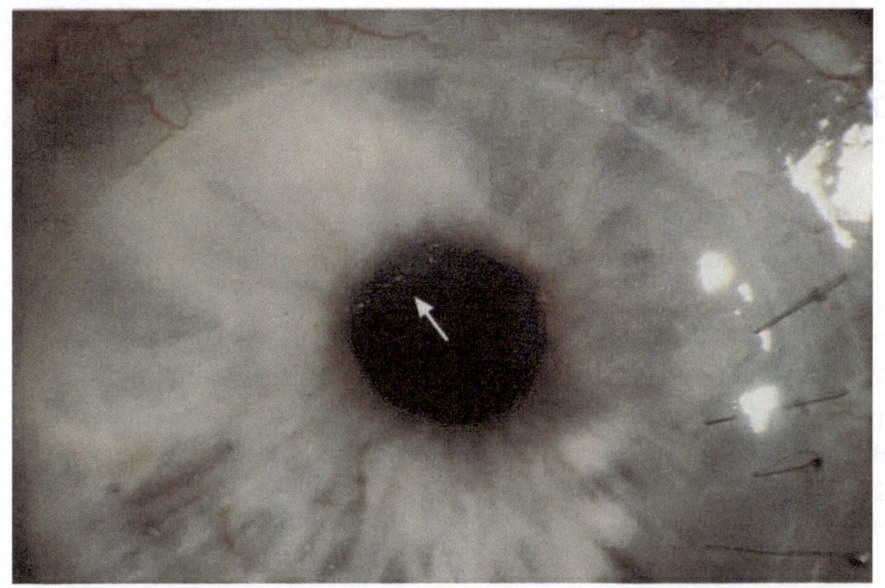

8.3 a

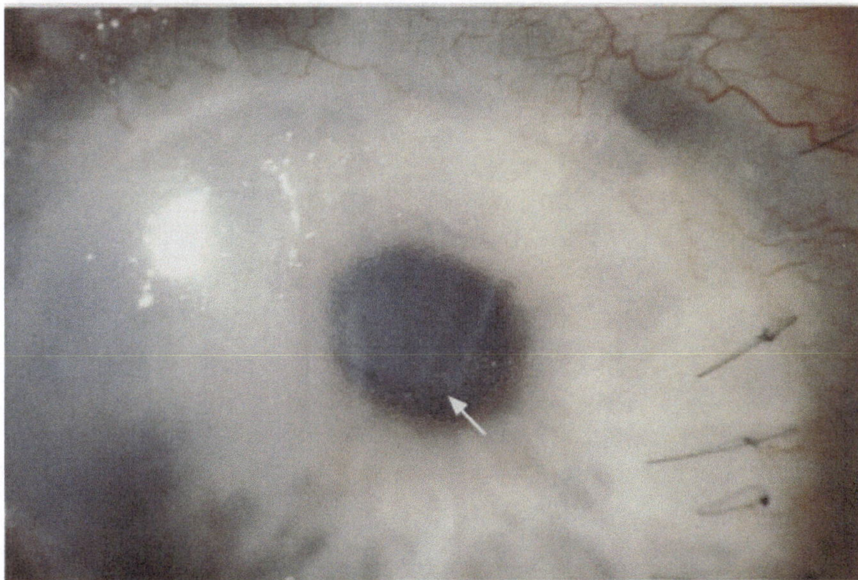

8.3 b

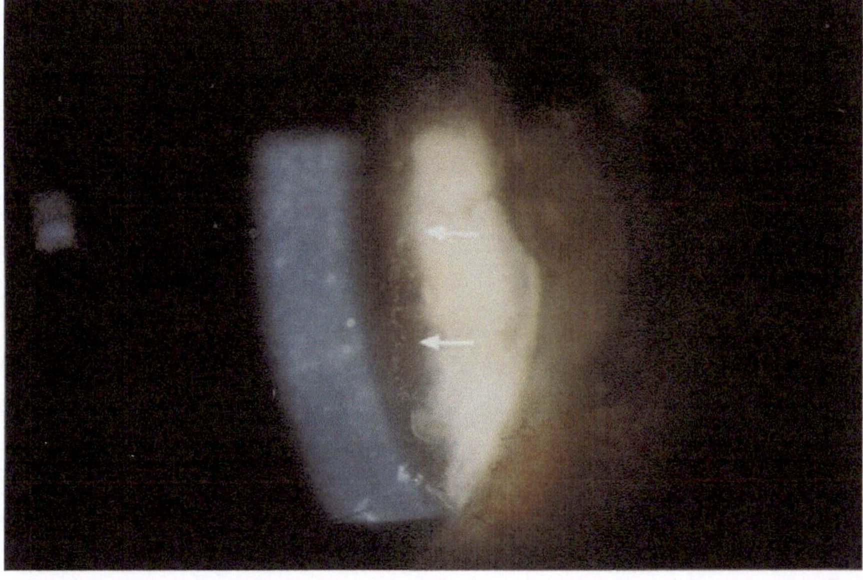

8.4

Späte endotheliale Immunreaktion
Diffuse Form

Abb. 8.5 a und b. Weiblich, 56 Jahre.

Anamnese: Zustand nach Keratoplastik bei Keratokonus.

a 33 Jahre nach Erstoperation.
Befund: kleines exzentrisches Transplantat, hoher Astigmatismus.
Maßnahme: Rekeratoplastik.

b 3½ Jahre nach der Rekeratoplastik.
Befund: diffus verteilte, transplantatbegrenzte Endothelpräzipitate,
geringes Stromaödem.
Diagnose: diffuse Form der endothelialen Immunreaktion.

Beurteilung:
bei der Grunderkrankung (Keratokonus) und später Manifestation
der Immunreaktion in der Regel gute Prognose

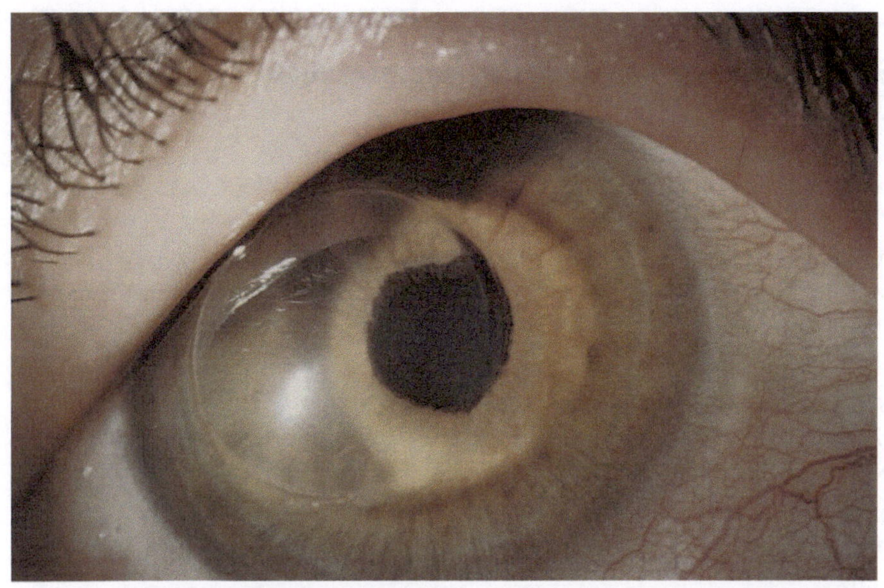

8.5 a

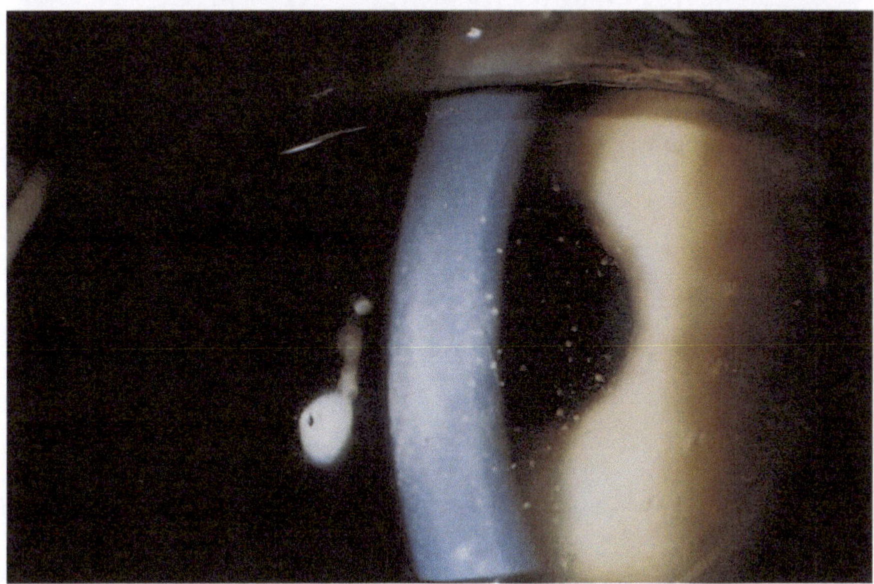

8.5 b

Späte, iatrogene endotheliale Immunreaktion
Diffuse Form

Abb. 8.6 a und b. Weiblich, 78 Jahre.

Anamnese: kompliziert verlaufende Linsenimplantation, vordere und hintere Synechien. Bullöse Keratopathie, perforierende Keratoplastik. Klares Transplantat für 11 Monate. YAG-Kapsulotomie in 2 Sitzungen.

a 6 Wochen nach der YAG-Kapsulotomie.
Befund: auf das Transplantat begrenzte Endothelpräzipitate. Lokale Kortikosteroidbehandlung.

b 8 Wochen später.
Befund: Endothelpräzipitate nicht mehr nachweisbar, Transplantat klar.

Beurteilung:
diffuse Form der endothelialen Immunreaktion in engem zeitlichen Zusammenhang mit YAG-Kapsulotomie. Ein ursächlicher Zusammenhang muß diskutiert werden

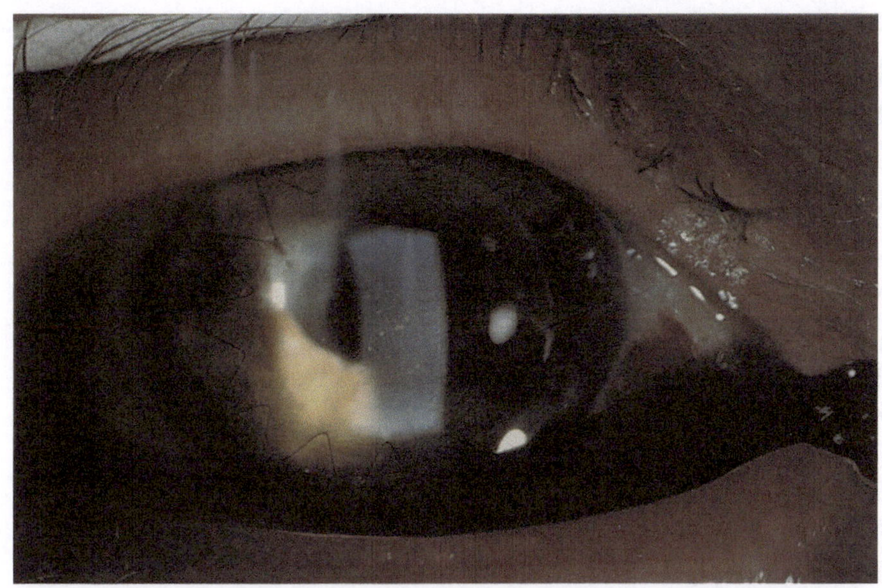

8.6 a

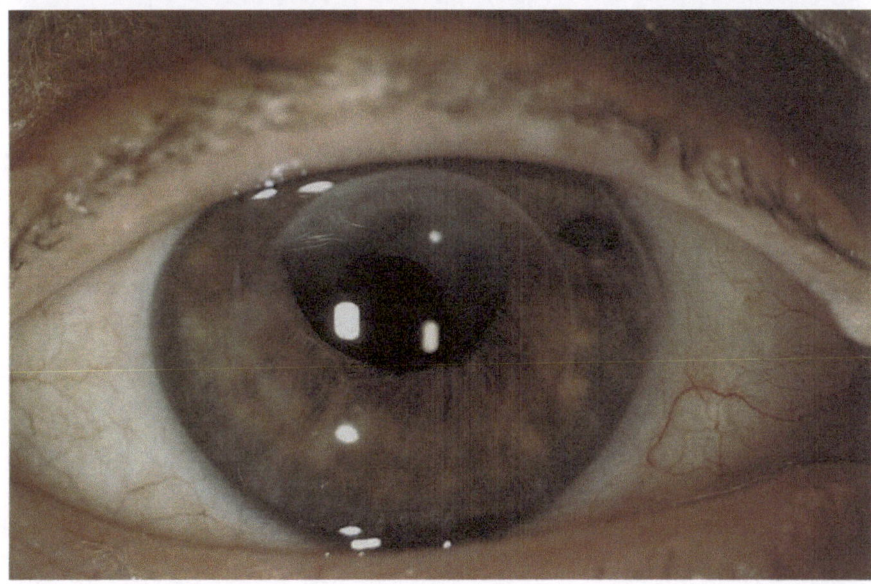

8.6 b

Rezidivierende Epithelaufbrüche nach Keratoplastik bei Keratitis herpetica

Abb. 8.7 a–f. Weiblich, 46 Jahre.

Anamnese: perforierende Keratoplastik à chaud bei Herpes (vgl. Abb. 2.19).

a 3 Wochen nach der Keratoplastik.
Befund: linienförmige Epitheliopathie im Lidspaltenbereich. Keine Veränderung der Lage.

b 14 Monate nach der Keratoplastik.
Befund: klares Transplantat.

c 2 Jahre nach Keratoplastik (*Übersicht* und *Spaltbeleuchtung*).
Befund: im Lidspaltenbereich epitheliale Aufbrüche.

(Fortsetzung S. 156)

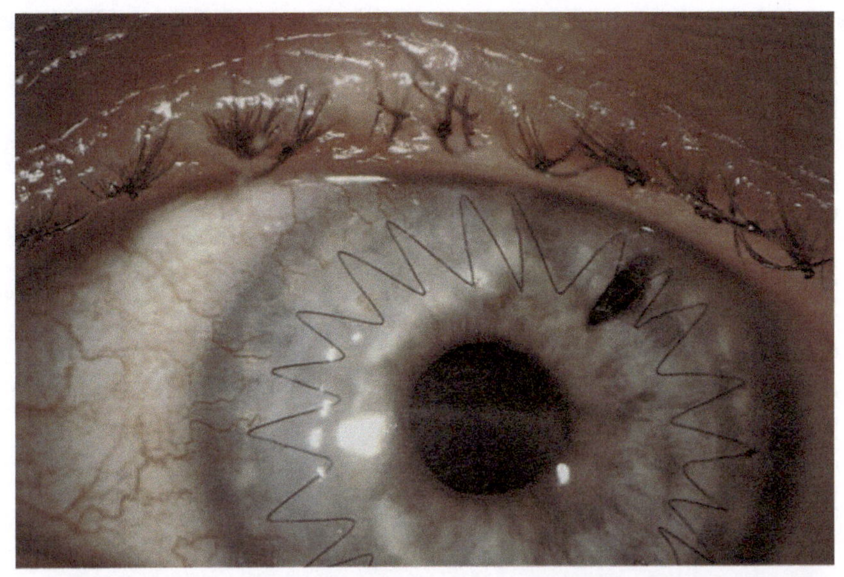

8.7 a

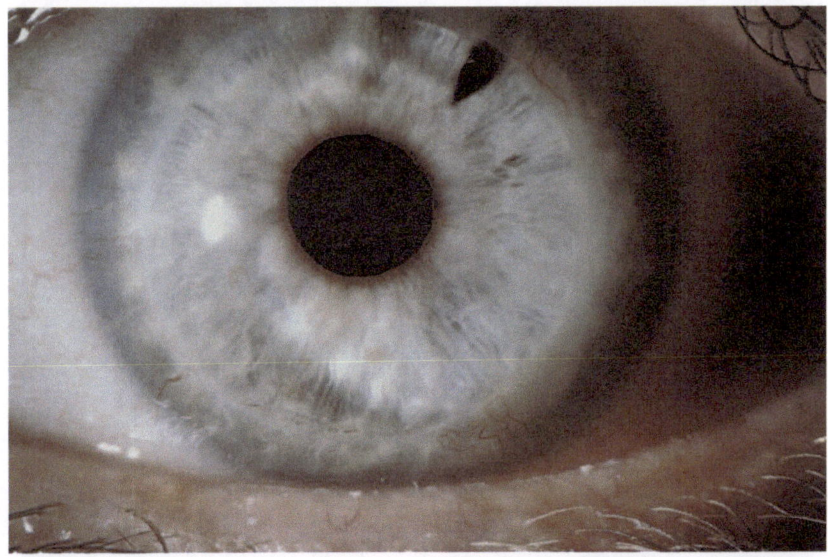

8.7 b

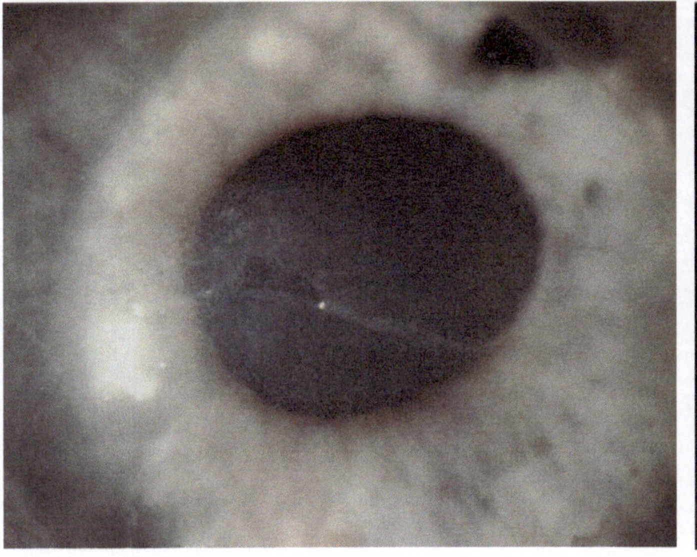

8.7 c

Rezidivierende Epithelaufbrüche nach Keratoplastik bei Keratitis herpetica

Abb. 8.7. (Fortsetzung).

d 3 Jahre nach der Keratoplastik.
Befund: Epithel des Transplantates wieder intakt.

e 9 Jahre nach Keratoplastik.
Befund: im Lidspaltenbereich zentral wieder epitheliale Aufbrüche und epitheliale Leistenbildung.

f 9½ Jahre nach Keratoplastik.
Befund: Transplantat wieder intakt.

Beurteilung:

nach perforierender Keratoplastik bei Herpes sind Oberflächenprobleme häufig. Die rezidivierenden epithelialen Aufbrüche liegen oft im Lidspaltenbereich und haben sehr ähnliches Aussehen. Die Beherrschung dieses Krankheitsbildes setzt laufende ärztliche Kontrollen und gute Kooperation des Patienten voraus

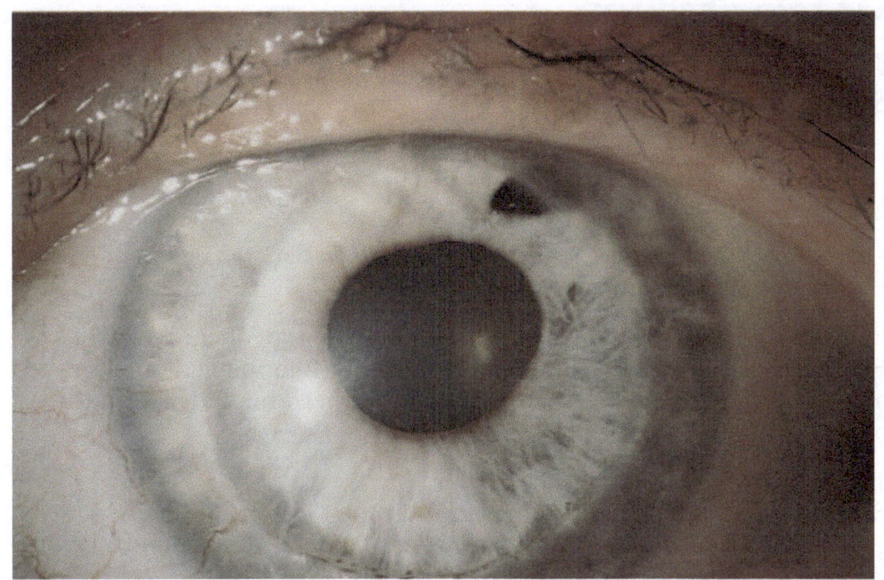

8.7 d

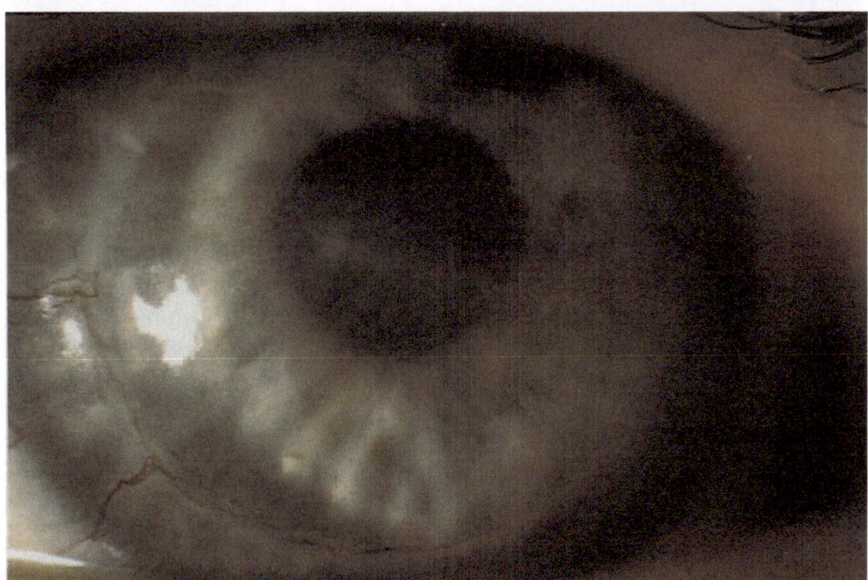

8.7 e

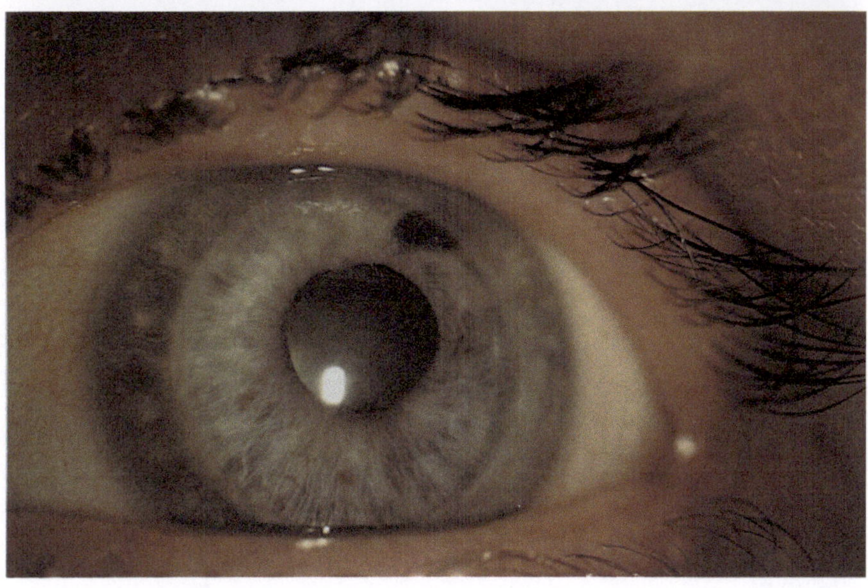

8.7 f

Abb. 8.8 a–c. Männlich, 81 Jahre.

Anamnese: mehrfache Bindehautdeckungen bei rezidivierendem Hornhautulkus unklarer Genese.

a Befund: breiter keilförmiger Bindehautlappen von oben, kleinerer Bindehautlappen von unten, zentral davon Perforationsstelle, aufgehobene Vorderkammer. Durchführung einer perforierenden Keratoplastik à chaud.

b 4 Jahre nach der Keratoplastik à chaud.
Befund: klares Transplantat. Linsentrübungen. Wegen schlechtem Allgemeinzustand des Patienten keine weitere Operation, Katarakt belassen.

c 5 Jahre nach der Keratoplastik.
Befund: beginnende trophische Veränderungen im Lidspaltenbereich im Transplantat. Ursache: herabgesetzte Tränensekretion und seltener Lidschlag. Im weiteren Verlauf Verstärkung der Oberflächenprobleme, zusätzlich Präzipitate am Endothel im Sinne einer endothelialen Immunreaktion mit beginnender Endotheldekompensation.

Beurteilung:
trotz schwieriger Ausgangslage mit mehreren Risikofaktoren nach der Keratoplastik à chaud klares Transplantat für 4 Jahre. Das später eintretende Transplantatversagen wurde primär durch Oberflächenveränderungen und als deren Folge durch eine endotheliale Immunreaktion hervorgerufen. Als Ursache der Oberflächenveränderungen sind in diesem Fall Benetzungsstörungen und ein seltener Lidschlag anzusehen

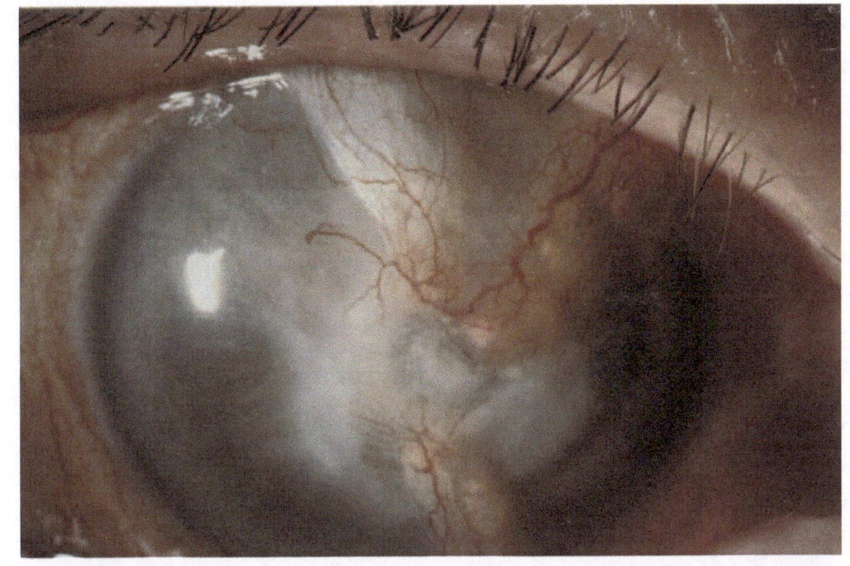

8.8 a

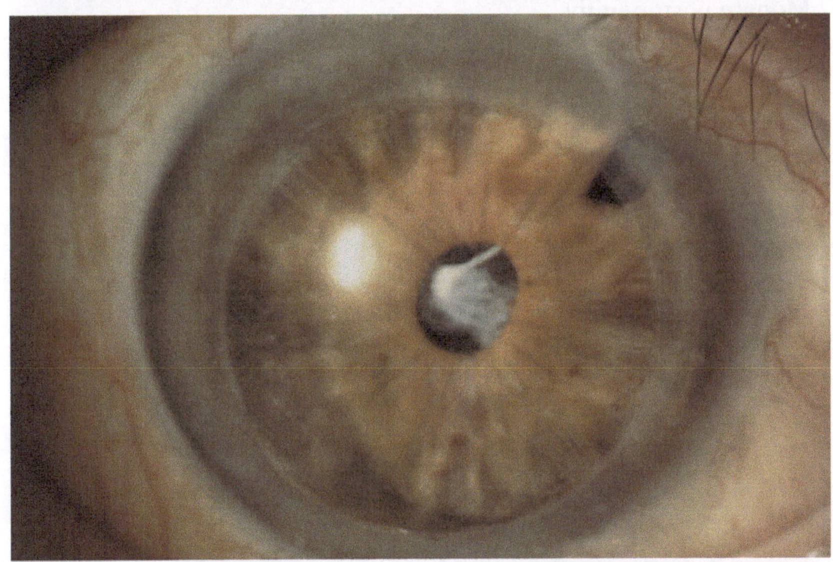

8.8 b

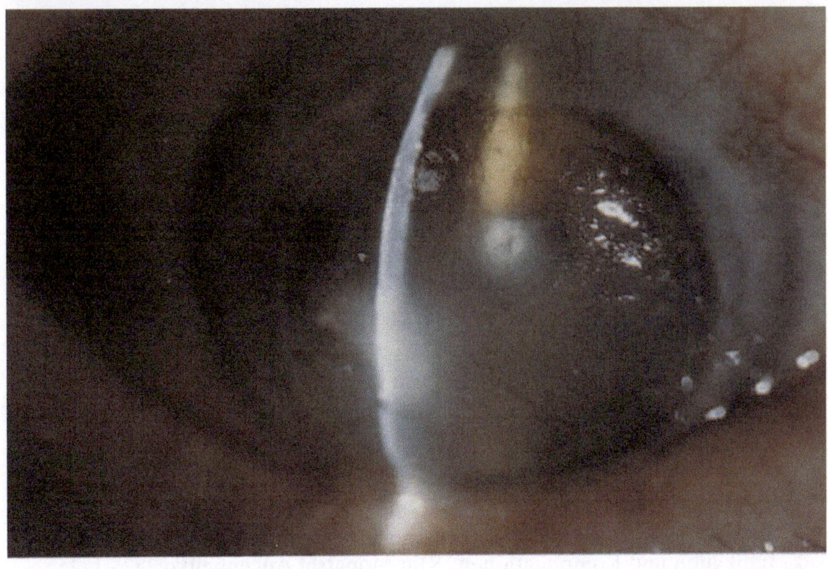

8.8 c

Abb. 8.9. Weiblich, 32 Jahre.

Anamnese: endogenes Ekzem, Zustand nach Keratoplastik à chaud wegen mykotischem Infiltrat.

2½ Jahre postoperativ.
Befund: Rezidiv einer mykotischen Infektion im Transplantat.

Abb. 8.10 a und b. Männlich, 53 Jahre.

Anamnese: endogenes Ekzem, Zustand nach Kataraktextraktion und Keratoplastik à chaud bei rezidivierendem therapieresistenten Staphylokokkenulkus.

a 12 Monate postoperativ.
Befund: ausgeprägte Keratitis superficialis punctata, therapieresistent. Versuch einer Behandlung mit therapeutischer Linse.

***b** 10 Tage nach Einsetzen der therapeutischen Kontaktlinse.
Befund: Ausbildung eines dichten Hornhautinfiltrates.

Beurteilung zu Abb. 8.9 und 8.10:
Spätinfektionen im Transplantat sind bei bestimmten Risikogruppen, die zu Oberflächenproblemen neigen, möglich. Eine Dauerüberwachung ist erforderlich. Die Anwendung einer therapeutischen Linse ist problematisch und kann nach kurzer Zeit zu Komplikationen führen

* Severin M, Konen W, Kilp H (1983) Therapeutische Weichlinsen nach Keratoplastik, Indikation und Komplikationen. Klin Monatsbl Augenheilkd 182:41–45.

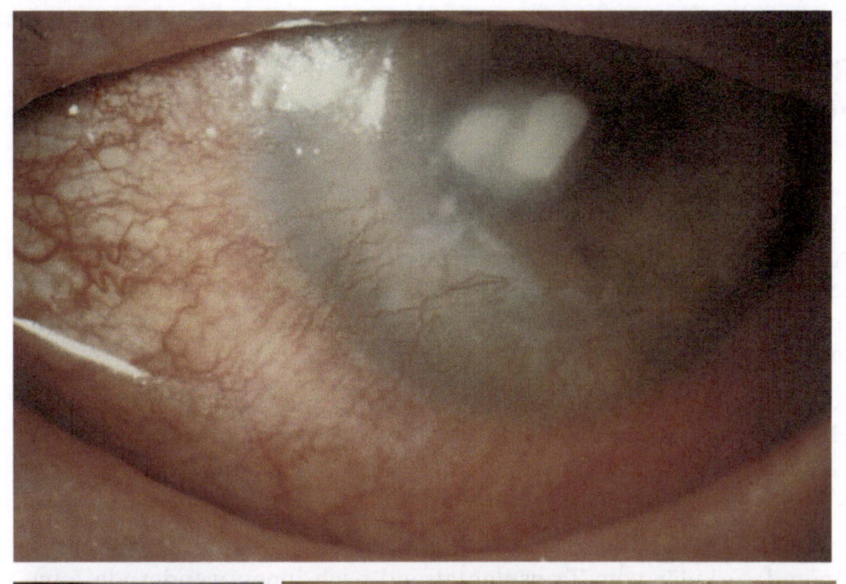

8.9

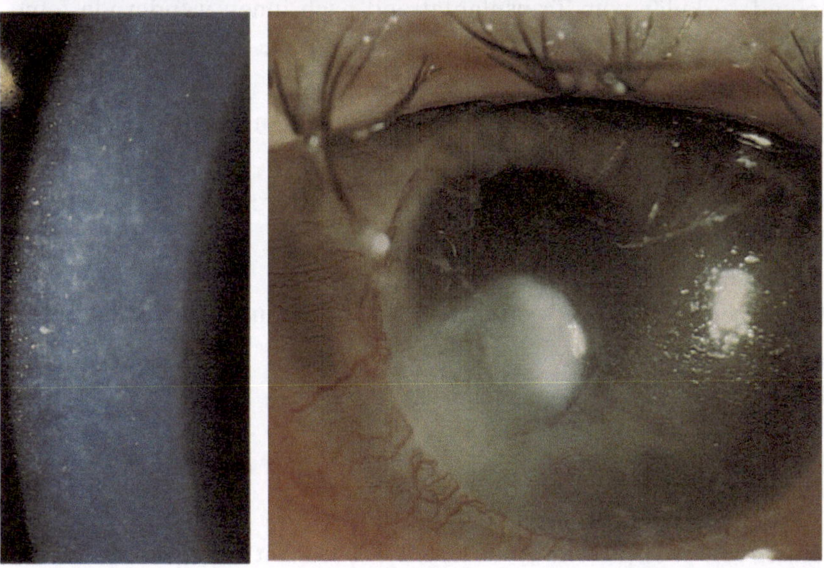

8.10 a   8.10 b

Abb. 8.11 a–f. Männlich, 32 Jahre.

Anamnese: perforierende Verletzung mit Hornhautperforation, Linsenperforation, Ablatio. Durchgeführte Operationen: Pars-plana-Vitrektomie, Silikoninjektion, Splitterentfernung aus der Vorderkammer, später Silikonablassung.

a Ausgangsbefund: Hornhauttrübung durch Endotheldekompensation, Hornhautstromaödem und dichte Hornhautnarbe im nasal unteren Quadranten.
Maßnahme: perforierende Keratoplastik.

b 9 Monate postoperativ.
Befund: zirkulär vom Transplantatrand nach innen wandernde feine retrokorneale Membran.

c 1 Woche später.
Befund: weiteres Vorwachsen der retrokornealen Membran.

d 2 Wochen später.
Befund: weitere Ausbreitung der Membran. Nur noch ein kleiner ovalärer Bereich frei.

e 12 Monate postoperativ.
Befund: beginnende Kalzifizierung der Hornhaut.

f 14 Monate postoperativ.
Befund: Zunahme der Kalzifizierung.

Beurteilung:
die zarte Membran, das Fehlen von Zellen im Kammerwasser und Fehlen von Präzipitaten erwecken den Verdacht auf epitheliale Einwachsung. Differentialdiagnostisch muß auch an eine retrokorneale Membran anderer Ursache gedacht werden. Der Bulbus konnte erhalten werden. Hypotone Druckwerte. Histologisches Ergebnis liegt nicht vor

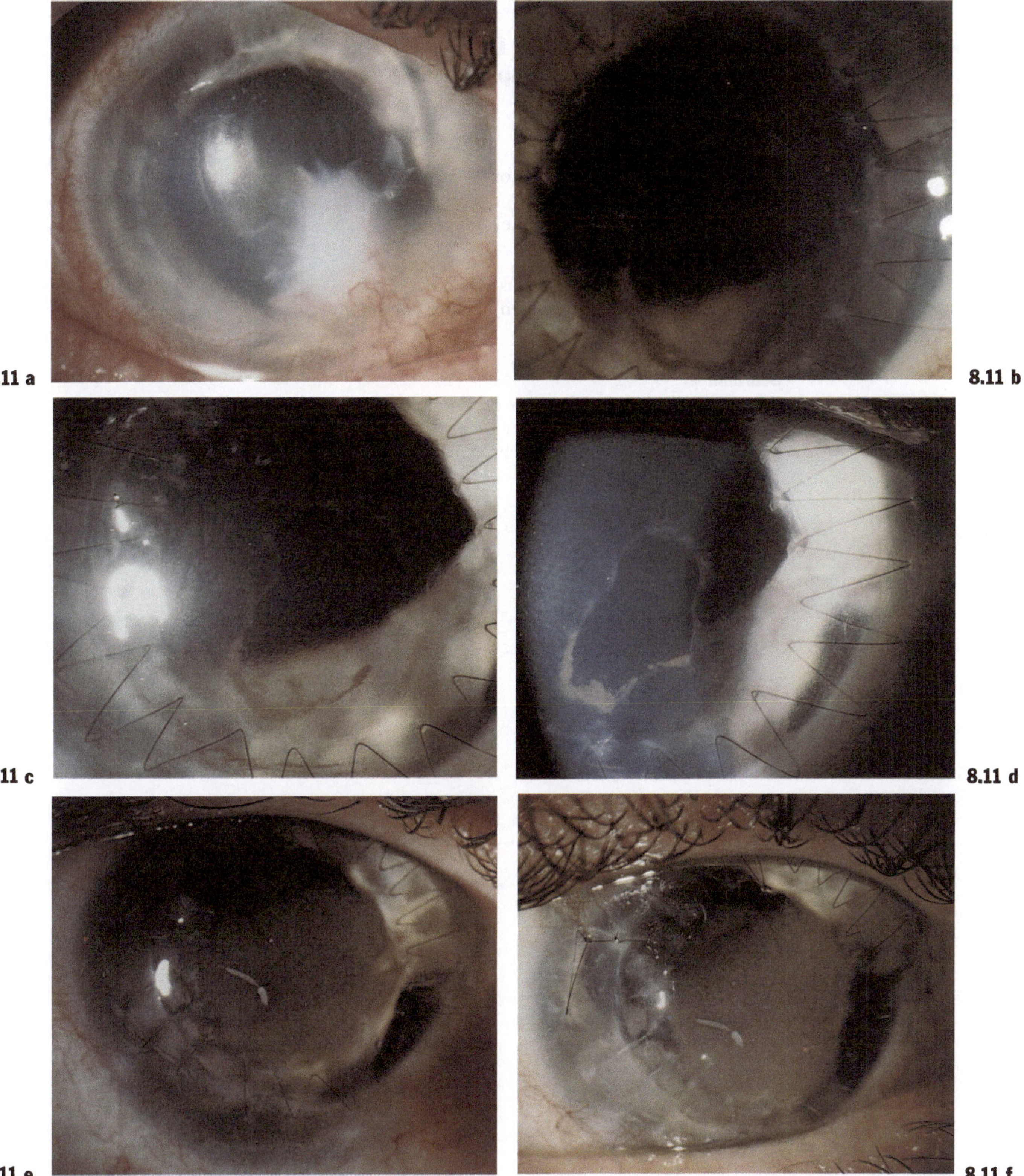
8.11 a
8.11 b
8.11 c
8.11 d
8.11 e
8.11 f

Hinterschalentrübung der Linse durch Kortikosteroidtherapie

Abb. 8.12. Weiblich, 26 Jahre.
Anamnese: juveniles Glaukom, Hornhautdystrophie, regulierter Druck.
Maßnahmen: perforierende Keratoplastik. Lokale Kortikosteroidtherapie.

17 Monate nach der Keratoplastik.
Befund: zentrale Hinterschalentrübung der Linse.

Beurteilung:
trotz niedriger lokaler Kortikosteroidapplikation (Inflanefran jeden 2. Tag) muß bei Art und Lage der Linsentrübung an eine kortikosteroidbedingte Linsentrübung gedacht werden

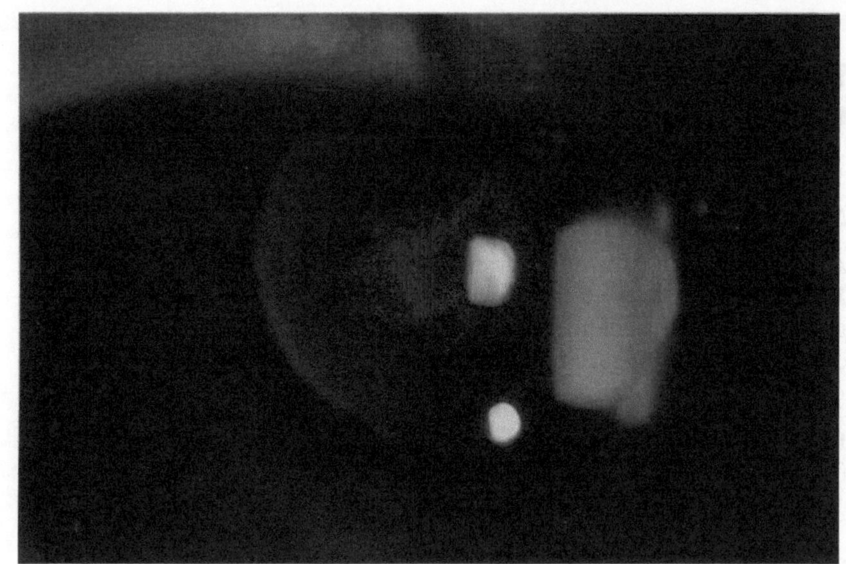

8.12

Verdacht auf Ulkus Mooren
nach Fadenentfernung

Abb. 8.13. Männlich, 16 Jahre.

Anamnese: Gaspistolenverätzung, Hornhauttrübung, perforierende Keratoplastik. Nach der Fadenentfernung (außerhalb der Klinik) Beginn von Beschwerden mit Rötung und Schmerzen. 3 Wochen nach der Fadenentfernung Überweisung in die Klinik.

3 Wochen nach Fadenentfernung.
Befund: zirkulär vom Limbus ausgehende Einschmelzung der Empfängerhornhaut bis zum Spender reichend.

Beurteilung:

der klinische Befund könnte für ein Ulkus Mooren, ausgelöst durch die Fadenentfernung sprechen. Eine weitere Diagnostik bzw. Bindehautbiopsie wurde nicht durchgeführt

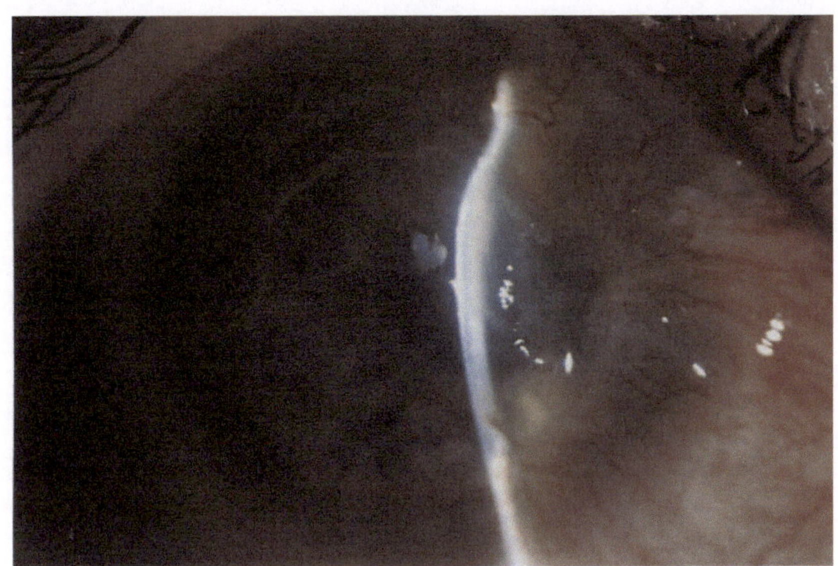

8.13

9 Therapie

Die Therapie der Komplikationen nach Keratoplastik muß die Bereiche Immunosuppressiva, Virustatika, Antibiotika, Antiglaukomatosa, Gleitmittel und Kontaktlinsen umfassen. Da es sich um eine Langzeitbehandlung handelt, ist die Kenntnis der Nebenwirkungen der Medikamente wichtig. Hierunter fallen besonders die allgemeinen Nebenwirkungen der systemisch gegebenen Immunosuppressiva und die transplantatschädigenden Wirkungen lokaler Medikation.

9.1 Systemische Therapie

Im Vordergrund der systemischen Therapie steht die Anwendung der Immunosuppressiva und damit das Wissen um ihre Wirkungen und Nebenwirkungen. Relativ häufig kommen die weniger problematischen Virustatika und Antiglaukomatosa, selten die Antibiotika in Frage.

9.1.1 Immunosuppressiva

Bei der systemischen immunosuppressiven Therapie werden Kortikosteroide, Antimetaboliten und Zyklosporin einzeln oder als Kombination verwendet. Diese Mittel werden bereits prophylaktisch zur Verhinderung einer Immunreaktion eingesetzt und müssen u.U. über lange Zeit gegeben werden. Allgemeine Nebenwirkungen können schwerwiegend sein. Während der Behandlung ist die Zusammenarbeit mit dem Internisten erforderlich.

9.1.1.1 Kortikosteroide

Die Anwendung systemischer Kortikosteroide zur Behandlung der Immunreaktion ist umstritten, zumal die lokale Kortikosteroidanwendung die Möglichkeit bietet, hohe Wirkstoffspiegel am Ort zu erreichen. Für die Bekämpfung der Immunreaktion sind 2 Wirkungsmechanismen der Kortikosteroide wichtig: unspezifisch antientzündlich und spezifisch gegen die Lymphozyten gerichtet mit Proliferationshemmung und Beeinflussung der zytotoxischen Wirkung. Bei Auftreten einer akuten Immunreaktion ist eine Therapie mit Kortikosteroiden sofort angezeigt, wobei hohe Dosierungen kurzzeitig gegeben werden können. Der zweite Anwendungsbereich ist die Prophylaxe zur Verhinderung einer Immunreaktion, wobei Kortikosteroide in niedriger Dosierung häufig in Kombination mit Antimetaboliten, zytotoxischen Substanzen und/oder Zyklosporin gegeben werden. Sowohl bei der kurzzeitig angewandten hohen Dosierung als auch bei der langzeitigen Therapie mit niedrigen Dosen sind Nebenwirkungen bekannt. Nach *Seale u. Compton* [44] sind ernste Komplikationen bei Langzeittherapie dann möglich, wenn bei Jugendlichen mehr als 10 mg/Tag, bei Erwachsenen mehr als 7,5 mg/Tag gegeben werden. Die zahlreichen Nebenwirkungen können nicht im einzelnen besprochen werden. Wesentlich sind die Hypertension, Perforation von Magen- und Darmulkus, Elektrolytverschiebungen, Stoffwechselstörungen, Gewichtszunahme, Osteoporose und die Entwicklung eines Morbus Cushing. Bei Kindern muß zusätzlich an die Wachstumsstörung gedacht werden. Grundsätzlich führt die Langzeittherapie mit niedriger Kortisondosis häufiger zu Komplikationen als die nur kurzzeitig gegebene sehr hohe Dosis.

9.1.1.2 Azathioprin

Als Antimetabolit wird Azathioprin verwendet, das als Purinantagonist die Nukleinsäuresynthese hemmt. Azathioprin wird nicht allein gegeben, sondern zusammen mit Kortikosteroiden, die in dieser Kombinationstherapie niedrig dosiert werden können. Die Nebenwirkungen beziehen sich im wesentlichen auf das hämatopoetische System. Auch gastrointestinale Störungen sind möglich. Bei der Anwendung dieses Antimetaboliten tritt die Wirkung nicht sofort ein. Die Behandlung sollte deshalb schon etwa 3 Wochen vor dem Zeitpunkt beginnen, an dem mit Immunreaktionen zu rechnen ist. Gegebenenfalls ist vor Wirkungseintritt die Kombination mit höheren Dosen von Kortikosteroiden zu empfehlen.

9.1.1.3 Zyklosporin

In den letzten Jahren wird das zyklische Polypeptit Zyklosporin zunehmend zur Prophylaxe bei Risiko-Keratoplastiken eingesetzt [13, 17, 31, 33, 42, 43, 51]. Im Gegensatz zu den anderen immunosuppressiven Mitteln wirkt Zyklosporin selektiv auf die Lymphozyten bei nur geringer Knochenmarkstoxizität. Zyklosporin führt zu einer Hemmung der Proliferation der zytotoxischen T-Lymphozyten und der Interleukin-2-Produktion [5, 22]. Die allgemeine Verträglichkeit wird als gut angesehen. Die wesentliche Gefahr dieses Medikamentes liegt in der Nephrotoxizität. Im Zusammenhang damit oder auch isoliert werden Hypertonien und Hepatopathien beschrieben. Eine sorgsame internistische Überwachung mit Kontrolle des Zyklosporinspiegels im Blut ist erforderlich. Die Nierenschädigung findet im wesentlichen über eine Beeinträchtigung der Tubulusfunktion statt. Trotz morphologischer Veränderungen der Tubuli ist aber eine Funktionsstörung der Nieren klinisch nicht immer nachweisbar. Als wichtiger Indikator einer beginnenden Nierenschädigung gilt der Serum-Kreatinin-Spiegel, der gegenüber dem Ausgangswert um nicht mehr als 30 % ansteigen sollte. Der für die Wirkung optimale Blutspiegel des Zyklosporin wird mit 100–200 ng/ml EDTA Blut angegeben. Die Höhe dieser Werte sowie die Angaben zur Gesamtanwendungszeit variieren. Im allgemeinen wird Zyklosporin in Kombination mit niedrigen Kortikosteroiddosen gegeben. Da der Wirkungseintritt verzögert ist, muß u.U. zu Beginn die Kortikosteroiddosis höher gewählt werden.

9.1.2 Virustatika

Eine oft vorkommende Indikation zur Keratoplastik ist die Herpeskeratitis. Rezidive der viralen Grunderkrankung sind bekannt. Sie können durch eine Kortikosteroidtherapie begünstigt werden. Eine virustatische Behandlung ist deshalb häufig erforderlich. Die lokale virustatische Therapie kann zu Epithelschäden des Transplantates führen. Aus diesem Grunde kann eine systemische virustatische Therapie sinnvoll sein. Als ideales Mittel hierfür ist das Azyclovir anzusehen [6, 49, 50, 54]. Dieses gilt besonders für die postoperative herpetische Iritis und das herpetische Sekundärglaukom [23, 52]. Unter dem Schutz der systemischen Virustatikatherapie ist eine lokale immunosuppressive Therapie mit Steroiden möglich. Die virustatische Therapie sollte hochdosiert (400 mg 5- bis 6mal täglich) über Wochen durchgeführt werden.

9.1.3 Antibiotika

Eine systemische Antibiotikatherapie ist nur in sehr seltenen Fällen erforderlich, nämlich dann, wenn ausgehend vom Transplantat eine Endophthalmitis entstanden ist. Bei transplantatbegrenzten erregerbedingten Veränderungen reicht eine lokale Therapie aus, die wesentlich höhere Antibiotikaspiegel am Ort erreicht als die systemische. Sollte in seltenen Fällen trotzdem eine allgemeine Behandlung mit Antibiotika erforderlich sein, so entspricht diese Therapie den Grundsätzen der Antibiose bei anderen nicht- transplantatbezogenen Infektionen.

9.1.4 Antiglaukomatosa

Das Glaukom ist eine der 3 wesentlichen Ursachen für ein Transplantatversagen. In Abhängigkeit von der Indikation zur Keratoplastik muß ggf. mit postoperativen Drucksteigerungen gerechnet werden. Unter Umständen kommen hier systemisch gegebene Karboanhydrasehemmer in Frage. Die Grundregeln dieser Behandlung entsprechen denen der antiglaukomatösen Therapie.

9.2 Lokaltherapie

Jede Lokaltherapie nach Keratoplastik erfordert viel Kooperation vom Patienten und spezielle Erfahrung vom Arzt. Bei der Empfindlichkeit der Oberfläche des Transplantates (s. Kap. 2.2) muß bei jeder Medikation an mögliche toxische Nebenwirkungen, speziell eine Beeinträchtigung der Reepithelisierung, gedacht werden. Epithelisierungsstörungen durch lokal gegebene Immunosuppressiva, Antibiotika, Virustatika, Antiglaukomatosa und Mydriatika sind beschrieben. Das Ausmaß der Störung ist unterschiedlich, kann wirkstoffgebunden sein oder auch durch Konservierungsstoffe wie Benzalkoniumchlorid hervorgerufen oder verstärkt werden [37]. Diese toxische Wirkung ist für die einzelnen Medikamente innerhalb der Medikamentengruppe unterschiedlich stark ausgeprägt.

9.2.1 Immunosuppressiva

Die lokale immunosuppressive Therapie wird i. allg. mit Kortikosteroiden durchgeführt. Neueren Berichten zufolge kann auch das Zyklosporin angewandt werden [5].

9.2.1.1 Kortikosteroide

Eine lokale Kortikosteroidbehandlung ist direkt postoperativ immer erforderlich und muß häufig, wenn auch in niedrigerer Dosierung, über lange Zeit gegeben werden. Gesicherte Nebenwirkungen sind die Begünstigung einer Infektion bei defektem Epithel, die Reaktivierung eines Herpes, erhöhter Augeninnendruck und Hinterschalentrübung der Linse. Eine Verzögerung der Epithelisierung ist nicht gesichert [48]. Eine Beeinträchtigung der Wundheilung im Bereich Empfänger-/Spenderhornhaut wird diskutiert. Bei bestimmten Risikogruppen sind über lange Zeit postoperativ Oberflächenveränderungen mit Epithelisierungsstörungen bekannt. Bei diesen Patienten können lokal gegebene Kortikosteroide einer bakteriellen oder viralen Infektion Vorschub leisten bzw. zu einer Reaktivierung eines Herpes führen.

Die Drucksteigerung kann relativ bald nach der Kortikosteroidbehandlung oder aber auch nach längerer Zeit erfolgen. Druckmessungen sind erforderlich. Das Ausmaß der drucksteigernden Wirkung der lokalen Kortikosteroide ist unterschiedlich. Fluorometolonpräparate wirken sich relativ wenig auf den Augeninnendruck aus. Prinzipiell können aber Kortikosteroidresponder auf jede lokale Kortikosteroidmedikation reagieren. Bei diesen Patienten müssen andere Möglichkeiten der Immunosuppression diskutiert werden.

Die unter lokaler Kortikosteroidtherapie beobachtete Hinterschalentrübung der Linse bleibt i. allg. umschrieben und ist funktionell kaum störend (s. Kap. 8).

9.2.1.2 Zyklosporin

In verschiedenen Arbeiten wird über die lokale Anwendung von Zyklosporin berichtet [4, 14, 19]. Eine toxische Epitheliopathie wird diskutiert, konnte aber nicht hinreichend gesichert werden. Die lokale Anwendung von Zyklosporin A ist problematisch, da die Substanz hydrophob ist und damit schlecht in die Hornhaut eindringt. In der Literatur liegen noch keine ausreichenden Berichte über die Wirksamkeit lokal angewandten Zyklosporins vor. Tierexperimentelle Untersuchungen über Verhinderung einer Immunreaktion mit Hilfe von zyklosporinhaltigen Kollagenschalen erbrachten positive Ergebnisse [7, 29, 41].

9.2.2 Virustatika

In der postoperativen Behandlung der Keratoplastik sind Virustatika häufig indiziert. Mehr als andere lokal gegebene Medikamente können sie aber die Ursache einer medikamentös bedingten toxischen Epitheliopathie sein. Das gilt besonders für das TFT. Die fast immer bestehenden Epithelisierungsprobleme bei herpetischer Keratitis werden hierdurch verstärkt. Nach Anwendung dieser Virustatika können Oberflächenveränderungen im Transplantat entstehen, die sowohl die differentialdiagnostische Abgrenzung gegenüber einer frischen herpetischen Infektion als auch einer Keratitis sicca erschweren (vgl. Abb. 6.9 und 6.10). Lokal wirksame Virustatika sollten deshalb nur kurzzeitig angewandt werden und sind ggf. durch systemische Virustatika zu ersetzen.

9.2.3 Antibiotika, Antimykotika

Von den Antibiotika haben die Aminoglykoside
wie Neomycin, Gentamycin und Tobramycin offenbar die größte Toxizität für das Epithel [47].
Eine relativ geringe Toxizität hat das Chloram-
phenicol, das aber wegen der möglichen systemischen Nebenwirkungen selten Anwendung findet. Von den Antimykotika zeigt das Amphotericin B die stärkste epithelschädigende Wirkung
[10].

Grundsätzlich sollte bei Anwendung jeder gegen Erreger gerichteten Lokalmedikation überlegt werden, ob sie tatsächlich erforderlich ist.
Das über lange Zeit in seiner Resistenz beein-
trächtigte Epithel des Transplantates (s. Kap. 2)
ist gegenüber diesen Substanzen wesentlich sensibler als das Epithel einer normalen Hornhaut.

9.2.4 Antiglaukomatosa

Nach Keratoplastiken spezieller Indikation kann
das Glaukom eine entscheidende postoperative
Komplikation sein. Eine antiglaukomatöse lokale
Medikation ist deshalb häufig auf Dauer erforderlich. Die Grundregeln dieser Behandlung entsprechen denen der Glaukombehandlung unabhängig von einer Keratoplastik. Auch hier muß
der Gesichtspunkt der Epithelschädigung durch
Konservierungsstoffe besonders beachtet werden. Bei Epithelisierungsstörungen sind deshalb
konservierungsstofffreie Tropfen anzuwenden. In
diesem Zusammenhang muß erwähnt werden,
daß verschiedene lokal gegebene antiglaukomatöse Medikamente zu einer Bindehautschrump-
fung im Sinne eines okulären Pemphigoids führen
können. Zu Beginn gleichen die Befunde denen
einer chronischen Konjunktivitis mit verminderter Tränensekretion. Zu den auslösenden Substanzen gehören Epinephrin, Pilocarpin, Idoxuri-
din, Timolol, Echothiopadjodid [9, 18, 26, 34, 35,
40].

9.2.5 Gleitmittel

Bei der über Monate bestehenden Instabilität des
Epithels ist die Verwendung von Gleitmitteln als
Langzeittherapie erforderlich. Diese Tränener-
satzflüssigkeiten sollten keine Konservierungsstoffe enthalten. Je nach Ausprägung der vorhan-
denen Oberflächenstörungen und der subjektiven

Verträglichkeit müssen diese Gleitmittel ausge-
wählt werden.

9.2.6 Kontaktlinsen

Eine therapeutische Linse kann postoperativ als
Verbandlinse für kurze Zeit indiziert sein. Bei der
Behandlung langdauernder postoperativer Komplikationen interessieren die Indikation zur Anwendung einer therapeutischen Linse und die
sich hieraus ergebenden Risiken über längere
Zeit. Von verschiedenen Autoren wird auf Komplikationen beim Tragen einer therapeutischen
Linse nach Keratoplastik hingewiesen [15, 27, 28,
30, 45, 46]. Nach eigenen Erfahrungen ist die Permanentlinse dann indiziert, wenn Veränderungen
der Konjunktiva oder der Lider zu einer mecha-
nischen Verletzung des Transplantates führen. Bei
Epithelveränderungen, die sekundär auf dem Boden einer Endothelschädigung entstanden sind,
bringt die permanent getragene Weichlinse Beschwerdefreiheit und wird über längere Zeit problemlos vertragen. Verschlechterungen sind allerdings möglich, treten aber erst nach mehr als einem Jahr auf. Bei resistenzgemindertem Epithel,
wie es bei Ekzematikern, krankhafter Tränenzusammensetzung und Keratoplastik nach rezidivierendem Herpes vorliegt, kann die zum richtigen
Zeitpunkt angewandte Permanentlinse eine positive therapeutische Wirkung haben, sehr schnell
eintretende irreversible Schäden sind aber möglich. Bei dieser zuletzt genannten Indikation ist
eine besonders sorgsame Überwachung der Patienten erforderlich.

9.3 Therapie
bei speziellen Komplikationen

9.3.1 Immunreaktion

Als Prophylaxe einer Immunreaktion wird häufig
eine Kombination von systemischer und lokaler
Therapie eingesetzt. Bei der akuten Immunreaktion steht die Lokaltherapie im Vordergrund, nur
in schweren Fällen unterstützt durch eine systemische Kortikosteroidtherapie. Da Antimetaboliten und Zyklosporin einen verzögerten Wirkungseintritt haben, werden diese Mittel zur Prophylaxe

eingesetzt. Die Indikation hierfür kann auch bei einer akuten Immunreaktion gegeben sein, wenn rezidivierende Schübe zu erwarten sind. Bei Durchführung einer Kortikosteroidbehandlung sollte immer bedacht werden, daß die lokale Therapie schnell zu einem hohen Wirkstoffspiegel am Ort führt und auf der anderen Seite eine systemische Anwendung erhebliche Nebenwirkungen haben kann (s.o.).

9.3.1.1 Epitheliale Immunreaktion

Die epitheliale Immunreaktion ist in der Regel ein harmloser Vorgang, bei dem das Epithel der Spenderhornhaut zerstört wird und danach eine schnelle Reepithelisierung durch die Empfängerhornhaut stattfindet. Mögliche Komplikationen sind sowohl das Übergreifen der Immunreaktion auf tiefere Hornhautschichten, als auch eine verzögerte Reepithelisierung bei primär nicht vitalem Epithel der Empfängerhornhaut. Diesen möglichen Komplikationen trägt die Therapie Rechnung. Die epitheliale Abstoßungslinie zeigt an, daß ein immunologischer Vorgang – in dieser Form noch völlig harmlos – abläuft. Eine schwach dosierte lokale Kortikosteroidmedikation ist sinnvoll, um weitere immunologische Reaktionen abzublocken. Sie kann durchgeführt werden, obwohl das Epithel nicht intakt ist. Als Unterstützung einer Reepithelisierung sollten zusätzlich Gleitmittel ohne Konservierungsstoffe gegeben werden. Welche Therapie intensiver durchgeführt wird, die Kortikosteroidbehandlung oder die Gleitmitteltherapie, hängt von der Indikation zur Keratoplastik und der Prognose ab. Bei Indikationen, die erkennen lassen, daß auf Dauer mit Epithelisierungsstörungen zu rechnen ist, wird der Schwerpunkt der Behandlung auf reepithelisierenden Maßnahmen liegen. Hierzu gehören die Keratitis herpetica, der Hornhautprozeß bei Ekzematikern, bei Diabetikern und bei Patienten mit pathologisch veränderter Tränensekretion. Keratoplastiken, bei denen vermehrt mit Immunreaktionen zu rechnen ist, werden intensivere Kortikosteroidbehandlung bekommen. Hierzu gehören Rekeratoplastiken, Keratoplastiken mit großem Durchmesser und auch Keratoplastiken, bei denen Entzündungsreize vorliegen. Als Grundregel sollte man lokale Kortikosteroide und Gleitmittel zweistündlich im Wechsel geben. Die weitere Behandlung richtet sich danach, welche Komplikationen bei der vorliegenden speziellen Indikation zur Keratoplastik zu erwarten sind.

9.3.1.2 Subepitheliale Infiltrate

Subepitheliale Infiltrate sind Ausdruck einer leichten Immunreaktion, die an sich das Transplantat noch nicht gefährdet. Spontane Abheilungen erscheinen möglich. Eine Kombination mit einer endothelialen Immunreaktion kommt vor. Nach Angaben von *Alldredge u. Krachmer* [1] wurde bei 14 von 22 Fällen eine Kombination subepithelialer Infiltrate mit anderen Immunreaktionen beobachtet, in dem Patientengut von *Pfister* [36] in 5 von 14 Fällen. Diesen Beobachtungen muß die Therapie Rechnung tragen. Obwohl man davon ausgehen kann, daß subepitheliale Infiltrate lediglich eine leichte, das Transplantat noch nicht schädigende immunologische Reaktion darstellen, sollte energisch mit Kortikosteroiden lokal behandelt werden. Dieses beinhaltet für etwa 3–5 Tage 5mal täglich Steroide lokal, dann je nach Befund Reduzierung, wobei eine geringe Dosierung von 2mal täglich, übergehend auf einmal täglich, dann einmal jeden 2. Tag über längere Zeit beibehalten werden sollte. Häufige Kontrollen sind erforderlich. Bei stärkerer Ausprägung der endothelialen Reaktion muß die lokale Kortikosteroidmedikation intensiviert werden. Eine systemische Medikation steht nicht zur Diskussion.

9.3.1.3 Immunologische Stromareaktion/„Abstoßungsreaktion"

Die Stromainfiltration ist eine akute immunologische Reaktion, die in kurzer Zeit zu einer Einschmelzung der Hornhaut führen kann. Sie tritt lediglich dann auf, wenn ein hohes immunologisches Risiko vorliegt. Die Problematik der Therapie liegt darin, daß die Hornhaut einschließlich der oberflächlichen Schichten einschmilzt. Es besteht keine intakte Epitheldecke. Hinzu kommt, daß die differentialdiagnostische Abgrenzung gegenüber erregerbedingten Prozessen schwierig sein kann (s. Kap. 4). Wegen der akuten Bedrohung des Transplantates sollte die unbedingt erforderliche intensive immunosuppressive Behandlung sowohl lokal als auch systemisch durchgeführt werden. Wenn diagnostische Schwierigkeiten bestehen, können zusätzlich Antibiotika oder Antimykotika gegeben werden. Die immunosuppressive Lokaltherapie besteht in Tropfentherapie und Subkonjunktivalinjektionen. Die Tropfentherapie kann ggf. im Wechsel mit Antibiotika und Antimykotika gegeben werden. Als Soforttherapie muß eine systemische Behandlung mit Kortikosteroiden durchgeführt werden. Die Dosierung richtet sich nach dem Allgemeinzustand des Patienten. Wenn möglich, sollte die Prednisolondosis beim Erwachsenen nicht unter 100 mg täglich liegen. Eine Therapie mit höherer Dosierung bis 200 mg täglich ist zu erwägen. Obwohl diese Behandlung nur für kurze Zeit durchgeführt wird, ist eine internistische Kontrolle ratsam.

Da diese Form der Reaktion zeigt, daß eine starke Neigung zu Immunreaktionen vorliegt, muß, selbst wenn es gelingt, den akuten Prozeß zum Stillstand zu bringen, mit rezidivierenden Immunreaktionen gerechnet werden. Eine entsprechende prophylaktische Behandlung als Kombination von Kortikosteroiden mit Antimetaboliten oder Zyklosporin ist anzuraten. Bei letzteren muß bedacht werden, daß der Wirkungseintritt verspätet einsetzt. Die Soforttherapie mit hochdosierten Kortikosteroiden ist deshalb unumgänglich. Mit entsprechender Behandlung ist auch bei extremen Ausgangsbefunden eine Abheilung mit Narbenstadium möglich (vgl. Abb. 4.3).

9.3.1.4 Endotheliale Immunreaktion

Die Intensität der Therapie der endothelialen Immunreaktion richtet sich nach dem Grad der Reaktion, dem Zeitpunkt des Auftretens und der Grunderkrankung, die zu der Keratoplastik geführt hat. Die endotheliale Immunreaktion hat grundsätzlich 2 Erscheinungsbilder: die lokalisierte wandernde Khodadoust-Linie und die diffus verteilten Präzipitate. Die Immunreaktion mit unregelmäßig angeordneten Präzipitaten kann alle Abstufungen zeigen von einzelnen Präzipitaten ohne Stromaödem bis hin zu diffuser dichter Präzipitation mit Stromaödem. Auch einzelne Präzipitate ohne Stromaödem sind – wenn sie transplantatbegrenzt auftreten – als immunologische Reaktion zu werten.

Bei der Durchführung der Therapie sind folgende Gesichtspunkte zu berücksichtigen:

– frühes Auftreten einer endothelialen Immunreaktion ist prognostisch ungünstiger zu werten als die Spätmanifestation, d.h. nach 1 bis 1½ Jahren,
– auch sehr späte Immunreaktionen kommen vor, sind aber prognostisch günstiger,
– jede endotheliale Immunreaktion kann zu einem Verlust an Endothelzellen führen und damit irreversible Folgen haben,
– ein sofortiger Einsatz einer immunosuppressiven Therapie ist unerläßlich.

Bei einzelnen Präzipitaten reicht eine leichte lokale Kortikosteroiddosis etwa 3- bis 4mal täglich. Subkonjunktivale Injektionen oder eine systemische Behandlung sind sicherlich nicht erforderlich. Bei stärker ausgeprägten Immunreaktionen mit Stromaödem, d.h. bereits vorliegender Endotheldekompensation, sollte zu Beginn eine Tropfenbehandlung in halbstündlichem Abstand erfolgen. Im weiteren Verlauf kann sie reduziert werden auf stündlich bis zweistündlich. Je nach Schweregrad muß erwogen werden, ob zusätzlich systemisch Kortikosteroide gegeben werden. Bei beginnender Endotheldekompensation und systemisch guter Verträglichkeit scheint ein kurzer Kortikosteroidstoß indiziert. Ob die systemische Therapie durch Azathioprin oder Zyklosporin ergänzt wird, richtet sich nach der Ursprungsdiagnose und der sich daraus ergebenden Neigung zu evtl. rezidivierenden Immunreaktionen.

Jede endotheliale Immunreaktion kann zu akuten Drucksteigerungen führen. Eine zusätzliche Behandlung mit antiglaukomatösen Mitteln ist deshalb erforderlich. Die im Zusammenhang mit der Immunreaktion auftretenden Drucksteigerungen sind in der Regel vorübergehend. Zur Behandlung werden Betablocker oder Karboanhydrasehemmer eingesetzt. Zusätzlich sollten Mydriatika gegeben werden.

Bei späten endothelialen Immunreaktionen ist die Frage nach der Ursache wichtig. Je nach Auslösemechanismus kommt zusätzlich zu der Immunosuppression eine ergänzende Therapie in Frage. Späte endotheliale Abstoßungsreaktionen mit wandernder Khodadoust-Linie können durch eine Instabilität im Narbenbereich hervorgerufen werden [38, 39]. Diese Instabilität wird durch Traumen (auch operative) und degenerative Prozesse gefördert. Bei Traumen, z.B. auch der Fadenentfernung, ist eine operative Versorgung mit

Readaptation der Wundränder angezeigt. Bei degenerativen Veränderungen im Narbenbereich muß zusätzlich zu der Kortikosteroidtherapie eine intensive Therapie mit Gleitmitteln durchgeführt werden. In diesen Fällen ist die Kombination von systemischer Kortikosteroidtherapie mit lokaler Gleitmitteltherapie sinnvoll.

Eine herpetische Uveitis kann im Zusammenhang mit einer endothelialen Immunreaktion differentialdiagnostische Schwierigkeiten machen. Sie kann klinisch einer späten endothelialen Immunreaktion ähnlich sein und kann auf der anderen Seite Auslösemechanismus für eine endotheliale Immunreaktion werden (s. Kap. 5). Eine kombinierte Therapie mit Kortikosteroiden und Virustatika ist sinnvoll. In diesen Fällen wird in der Regel lokal intensiv mit Kortikosteroiden, systemisch mit Azyclovir behandelt.

9.3.2 Nichtimmunologisch

Die Therapie nichtimmunologischer Schäden am Transplantat bezieht sich im wesentlichen auf Benetzungsstörungen, degenerative Prozesse, Rezidiv eines Herpes, andere erregerbedingte Keratitiden, herpetische Iritis und Epitheleinwachsung. Kombinationen kommen vor. Entsprechend muß der Schwerpunkt der Therapie gesetzt werden.

9.3.2.1 Oberflächenstörungen

Nichtimmunologische Oberflächenstörungen nach Keratoplastik können sehr verschiedene Ursachen haben [36]. Hierunter fallen das mechanische Trauma durch Lid- und Bindehautunregelmäßigkeiten, Benetzungsstörung bei verschiedenen Grunderkrankungen, verminderter Blinzelreflex durch fehlende Sensibilität und Alter, spezifische und unspezifische Entzündungsfaktoren sowie toxische Medikamenteneinwirkung.

Das Epithel der transplantierten Hornhaut ist über Monate wesentlich sensibler gegenüber den genannten Störungen als das Epithel einer „normalen Hornhaut„. Bei den Epithelisierungsstörungen verschiedener Ätiologie steht eine Behandlung mit konservierungsfreien Gleitmitteln im Vordergrund. Aus grundsätzlichen Erwägungen sollte die Kortikosteroidbehandlung, die u.U. zur Verhütung einer Immunreaktion erforderlich ist, hinter dieser Gleitmitteltherapie zu-

rücktreten. Bei der Destabilisierung des Epithels spielen aber auch entzündliche Faktoren eine Rolle [20]. Nach Auffassung von *Huang et al.* [20] muß in entsprechenden Fällen deshalb eine Kombinationstherapie von Gleitmitteln und Kortikosteroiden eingesetzt werden, obwohl die Epitheldecke nicht intakt ist. Die Unbedenklichkeit lokaler Kortikosteroide nach der Keratoplastik wird durch die Studie von *Sugar et al.* [48] bestätigt. Bei rein mechanischer Schädigung der Oberfläche kommt eine Behandlung mit therapeutischen Weichlinsen in Frage (s. 9.2.6). Bei Epithelisierungsstörungen anderer Genese wie z.B. Herpes, Diabetes, Ekzem kann eine therapeutische Kontaktlinse unter engmaschiger ophthalmologischer Kontrolle versucht werden, birgt aber erhebliche Risiken [28, 46].

Die Anwendung von Kollagenschalen zur Behandlung persistierender epithelialer Defekte, ggf. auch als Medikamententräger, wird in der Literatur unterschiedlich diskutiert [2, 16].

Bei der Behandlung der Keratitis sicca muß immer wieder auf die Bedeutung der Differentialdiagnose hingewiesen werden. Gelegentlich fällt die Abgrenzung zu einem Herpesrezidiv schwer. Eine fälschlich angesetzte virustatische Therapie könnte zu einer Verstärkung einer Siccaproblematik führen (s.o.). Bei jeder therapieresistenten Keratitis punctata ist nach Medikamentenschäden zu suchen. Die toxische Epitheliopathie durch Virustatika, bestimmte Antibiotika, Antimykotika, Anästhetika und Antiglaukomatosa ist bekannt. Falls der Verdacht auf eine entsprechende Schädigung vorliegt, müssen diese Medikamente abgesetzt werden. Eine weitere Therapie erübrigt sich dann häufig.

9.3.2.2 Nichtimmunologische Stromaveränderungen

Die Differentialdiagnose nichtimmunologischer Stromaveränderungen kann schwer sein. Benetzungsstörungen, die über eine Kollagenasewirkung zu einer oberflächlichen Einschmelzung im Randbereich führen, können echten Herpesrezidiven ähnlich sein. Auch immunologisch bedingte Einschmelzungen kommen in Betracht (s. Kap. 4). Die richtige Diagnose ergibt sich häufig erst aus dem Verlauf unter entsprechender Therapie. In differentialdiagnostisch unklaren Fällen ist zunächst eine Gleitmitteltherapie angezeigt. Schreitet unter dieser Therapie der Prozeß fort, ist

eine virale (evtl. auch immunologische) Genese
zu diskutieren. Gegebenenfalls wird systemisch
antiviral und lokal mit Gleitmitteln behandelt.

Bakterielle oder mykotische Prozesse kommen vor (s. Kap. 4.2). Alle Fadeninfiltrate sollten
zunächst antibakteriell behandelt werden, da in
der Mehrzahl der diagnostizierten Fälle eine
Keimbesiedlung mit wenig pathogenen Erregern
gefunden wurde. Jegliche Kortikoidmedikation
ist abzusetzen. Bei erregerbedingtem Ulkus (Differentialdiagnose zur akuten immunologischen
Stromanekrose, s. Kap. 4) gelten die Grundsätze
der lokalen antibiotischen bzw. antimykotischen
Behandlung. Da schnell ein hoher Wirkstoffspiegel am Ort erreicht wird, erübrigt sich eine systemische Therapie.

9.3.2.3 Endothel – Iritis

Nichtimmunologische endotheliale Präzipitate
sind Ausdruck einer Iritis unterschiedlicher Genese, ggf. einer herpetischen Iritis. Die Unterscheidung gelingt nur durch die Anamnese. Wie jede
Iritis, ist auch die Iritis bei Keratoplastik mit Kortikosteroiden zu behandeln. In der Regel reicht
die lokale Anwendung. Da jede Iritis eine Immunreaktion auslösen kann, ist diese Kortikosteroidtherapie auch als Prophylaxe sinnvoll. Falls
der Verdacht auf eine herpetische Iritis besteht, ist
zusätzlich Zovirax systemisch indiziert. Die Kombination von Iritis, speziell herpetischer Iritis, und
Augeninnendrucksteigerungen erfordert eine ergänzende drucksenkende Therapie mit Betablokkern oder Karboanhydrasehemmern.

Als krankhafter Prozeß am Endothel muß die
Epitheleinwachsung erwähnt werden. Sie stellt
im Grunde lediglich ein diagnostisches Problem
gegenüber der immunologischen Immunreaktion
mit Khodadoust-Linie dar. Falls die diagnostischen Kriterien (s. Kap. 5) für eine Epitheleinwachsung sprechen, ist jede konservative Therapie sinnlos. Ein operativer Eingriff kann in Erwägung gezogen werden.

9.3.3 Kammerwasser

Die Therapie bei zelliger Kammerwassertrübung
als Ausdruck einer Iritis entspricht der Therapie
bei Endothelpräzipitaten. Auch die differentialdi-

agnostische Abgrenzung bezieht sich auf die gleichen Krankheitsbilder. Zusätzlich muß darauf
hingewiesen werden, daß im Anfangsstadium einer Epitheleinwachsung auch das Bild einer Iritis
vorgetäuscht werden kann, da zu diesem Zeitpunkt der Epitheleinwachsung häufig korpuskuläre Elemente im Kammerwasser auftreten.

9.3.4 Glaukom

9.3.4.1 Konservative Therapie

Die postoperativ beobachteten passageren Drucksteigerungen sind in der Regel leicht beherrschbar.
In diesen Fällen kann mit Betablockern oder Karboanhydrasehemmern behandelt werden. Bei bestimmten Keratoplastiken (s. Kap. 7) ist mit einer
Langzeitbehandlung des Glaukoms zu rechnen.
Die Grundsätze dieser antiglaukomatösen Therapie entsprechen denen des Glaukoms. Die epitheltoxische Wirkung der Konservierungsstoffe und
der Wirkstoffe selbst kann erhebliche Probleme
machen.

9.3.4.2 Operative Therapie

Grundsätzlich ist zu sagen, daß jeder operative
Eingriff eine Keratoplastik gefährden kann. Jede
Maßnahme kann Triggermechanismus für eine
Immunreaktion sein. Eine evtl. postoperativ auftretende flache oder gar aufgehobene Kammer
kann irreversible Endothelschäden zur Folge haben. Unter diesen Gesichtspunkten müssen die
verschiedenen operativen antiglaukomatösen
Maßnahmen diskutiert werden.

Von *Foulks* [11] wurde die Zyklokryothermie
favorisiert. In einem Bericht über 17 Patienten
wurde bei 15 Patienten durch diese Maßnahme eine Druckregulierung erreicht, bei 7 Patienten trat
aber postoperativ eine Eintrübung des Transplantates auf. Die an sich nach einer Keratoplastik relativ häufig angewandte Zyklokryothermie ist i.
allg. von einem starken Reizzustand begleitet.
Dadurch erklärt sich die Gefahr, eine Immunreaktion auszulösen. Als eine der Zyklokryotherapie überlegene Maßnahme wird von *Cohen et al.*
[8] die transsklerale YAG-Laser-Zyklophotokoagulation empfohlen. Trotz Druckregulierung ist
der Prozentsatz des Transplantatversagens relativ

hoch [53]. Als filtrierende Operation kommt die Trabekulektomie in Frage [12]. Die Prognose ist dadurch begrenzt, daß in der Regel bei diesen Patienten schon Operationen verschiedener Art durchgeführt wurden und damit eine Tendenz zur Filterkissenvernarbung vorliegt. Eine zusätzliche postoperative Medikation ist in der Regel erforderlich. Die gleichzeitige Kombination von perforierender Keratoplastik und Trabekulektomie wird von *Insler et al.* [21] angegeben.

In den letzten Jahren wurde von verschiedenen Autoren über die Ergebnisse nach Moltenotransplantat bzw. Drainage durch Silikonröhrchen berichtet [3, 24, 25, 32].

Antiglaukomatöse Operationen nach Keratoplastiken werden selten durchgeführt. Die Erfahrungen sind begrenzt, vergleichbare Studien liegen nicht vor. Es handelt sich zwangsläufig um problematische Einzelfälle mit spezieller Ausgangssituation, die untereinander nicht vergleichbar sind. Weder aus der Literatur noch aus eigenen Erfahrungen lassen sich Empfehlungen ableiten.

Literatur

1. Alldredge OC, Krachmer JH (1981) Corneal types of corneal transplant injection. Their manifestations frequency, preoperative correlates and treatment. Arch Ophthalmol 99:599–604
2. Aquavella JV, Ruffin JJ, LoCascio JA (1988) Use of collagen shields as a surgical adjunct. J Cataract Refract Surg 14:492–495
3. Beebe WE, Starita RJ, Fellman RL, Lynn JR, Gelender H (1990) The use of Molteno implant and anterior chamber tube shunt to encircling band for the treatment of glaucoma in keratoplasty patients. Ophthalmology 97:1414–1422
4. Belin MW, Bouchard CS, Frantz S, Chmielinska J (1989) Topical cyclosporine in highrisk corneal transplants. Ophthalmology 96:1144–1150
5. Belin MW, Bouchard CS, Pillips TM (1990) Update on topical cyclosporin A. Background, immunology, and pharmacology. Cornea 9:184–195
6. Bialasiewicz AA, Jahn GJ (1984) Systemische Acyclovir-Therapie bei rezidivierender durch Herpes simplex Virus bedingter Keratouveitis. Klin Monatsbl Augenheilkd 185:539–542
7. Chen YF, Gebhardt BM, Reidy JJ, Kaufman HE (1990) Cyclosporine-containing collagen shields suppress corneal allograft rejection. Am J Ophthalmol 109:132–137
8. Cohen EJ, Schwarz LW, Luskind RD, Spaeth GL, Katz LJ, Arentsen JJ, Wilson RP, Moster MD, Laibsen FR (1989) Neodymium: YAG laser transscleral cyclophotocoagulation for glaucoma after penetrating keratoplasty. Ophthalmic Surg 20:713–716
9. Fiore PM, Jacobs IH, Goldberg DB (1987) Drug-induced ocular pemphigoid: a spectrum of diseases. Arch Ophthalmol 105:1660–1663
10. Foster CS, Lass JH, Moran-Wallace K, Giovanni R (1981) Ocular toxicity of topical antifungal agents. Arch Ophthalmol 99:1081–1084
11. Foulks GN (1987) Glaucoma associated with penetrating keratoplasty. Ophthalmology 94:871–874
12. Gilvarry AM, Kirkness CM, Steele AD, Rice NS, Fikker LA (1989) The management of post-keratoplasty glaucoma by trabeculectomy. Eye 3:713–718
13. Gnad HD, Skorpik C, Radda TM, Paroussis P, Menapace R, Klemen UM (1985) Immunsuppressive Therapie mit Cyclosporin A nach perforierender Keratoplastik. Klin Monatsbl Augenheilkd 187:398–400
14. Goichot-Bonnat L, Chemla P, Pouliquen Y (1987) Topical cyclosporin A to prevent the corneal rejection. J Fr Ophtalmol 10:213–217
15. Gosselin C, Kreis-Gosselin F, Pouliquen Y (1978) Utilisation thérapeutique des lenutilles souples dans les troubles épithéliaux après greffes de cornée (19 cas). J Fr Ophtalmol 10(1):583–588
16. Groden LR, White W (1990) Porcine collagen corneal shield treatment of persistent epithelial defects following penetrating keratoplasty. CLAO J 16:95–97
17. Hill JC (1989) The use of cyclosporine in high-risk keratoplasty. Am J Ophthalmol 107:506–510
18. Hirst LW, Werblin T, Novak M et al. (1982) Drug-induced cicatrizing conjunctivitis simulating ocular pemphigoid. Cornea 1:121–128
19. Hoffmann F, Wiederholt M (1985) Lokale Behandlung des Hornhauttransplantates beim Menschen mit Cyclosporin A. Klin Monatsbl Augenheilkd 187:92–96
20. Huang AJW, Tseng SCG, Kenyon KR (1986) The treatment of ocular surface disease. In: Brightbill FS (ed) Corneal surgery. Mosby Company, St. Louis, MO, pp 593–602
21. Insler MS, Cooper HD, Kastl PR, Caldwell DR (1985) Penetrating keratoplasty with trabeculectomy. Am J Ophthalmol 100:593–595
22. Kahan BD (1989) Cyclosporin. N Engl J Med 321:1725–1738
23. Kaufman HE, Rayfield MA (1988) Viral conjunctivity and keratitis. Treatment. In: Kaufman HE, Borron BA, McDonald MB, Waltman S+R (eds) The Cornea. Churchill Livingstone, Edinburgh, pp 313–318
24. Kirkness CM (1987) Penetrating keratoplasty, glaucoma and silicone drainage tubing. Dev Ophthalmol 14:161–165
25. Kirkness CM, Ling Y, Rice NS (1988) The use of silicone drainage tubing to control post-keratoplasty glaucoma. Eye 2:583–590
26. Lass JH, Thoft RA, Dohlmann CH (1983) Idoxuridine-induced conjunctival cicatrization. Arch Ophthalmol 101:747–750
27. Lemp MA (1979) The effect of extended-wear aphakic hydrophilic contact lenses after penetrating keratoplasty. Am J Ophthalmol 90:331–335

28. Litoff D, Krachmer JH (1992) Complications of corneal surgery. Int Ophthalmol Clin 32(4):79–96

29. Mahlberg K, Uusitalo RJ, Gebhardt B, Kaufman HE (1991) Prevention of experimental corneal allograft rejection in rabbits using cyclosporin-collagen shields. Graefes Arch Clin Exp Ophthalmol 229:69–74

30. Matsuda M, McRae SM, Inaba M, Manabe R (1989) The effect of hard contact lens wear on the keratoconic corneal endothelium after penetrating keratoplasty. Am J Ophthalmol 107:246–251

31. Mayer DJ, Casey TA (1987) Reducing the risk of corneal graft rejection. A comparison of different methods. Cornea 6:261–268

32. McDonnell PJ, Robin JB, Schanzlin DJ, Minckler D, Baerveldt G, Smith RE, Heuer D (1988) Molteno implant for control of glaucoma in eyes after penetrating keratoplasty. Ophthalmology 95:364–369

33. Miller K, Kieselbach GF, Niederwieser D, Huber Ch, Margreiter R, Göttinger W (1985) Immunsuppression mit Cyclosporin A bei Risikokeratoplastiken. Klin Monatsbl Augenheilkd 187:394–397

34. Ostler HB, Okumoto M, Daniels T, Conant M (1980) Drug-induced cicatrization of the conjunctiva. In: O'Connor GR (ed) Immunologic diseases of the mucous membranes. Pathology, diagnosis and treatment. Masson, New York pp 149–158

35. Patten JT, Gavanegh HD, Allansmith MR (1976) Induced ocular pseudopemphigoid. Am J Ophthalmol 82:272–276

36. Pfister RR (1986) Biology of persistent epithelial defects. In: Brightbill FS (ed) Corneal surgery. Mosby Company, St. Lousi, MO, pp 582–593

37. Pfister RR, Burstein N (1976) The effects of Ophthalmic drugs, vehicles, and preservatives on the corneal epithlium: a scanning electron microscopic study. Invest Ophthalmol Vis Sci 15:246–259

38. Polack FM (1975) The corneal host-graft junction. Physiopathology of the scar. Arch Ophthalmol 35:139–152

39. Pouliquen Y (1983) Kératoplastie. Bull Soc Belge Ophtalmol 206:3–15

40. Pouliquen Y, Patey A, Foster CS et al. (1986) Drug induced cicatricial pemphigoid affecting the conjunctiva; light and electron microscopic features. Ophthalmology 93:775–783

41. Reidy JJ, Bryan MG, Kaufman HE (1990) The collagen shield. A new vehicle for delivery of cyclosporin A to the eye. Cornea 9(3):196–199

42. Reinhard T, Sundmacher R (1992) Perforierende Keratoplastik bei endogenem Ekzem. Eine Indikation für systemisches Ciclosporin A – eine retrospektive Studie über 18 Patienten (Perforating keratoplasty in endogenous eczema. An indication for systemic cyclosporin A – a retrospective study of 18 patients). Klin Monatsbl Augenheilkd 201:159–163

43. Rossa V, Sundmacher R, Heering P (1990) Systemische Ciclosporin A-Prophylaxe bei Risiko-Keratoplastiken. Klin Monatsbl Augenheilkd 197:466–469

44. Seale JP, Compton MR (1986) Side effects of corticosteroid agents. Med J Aust 144:139

45. Severin M, Konen W, Kilp H (1983) Therapeutische Weichlinsen nach Keratoplastik, Indikation und Komplikationen. Klin Monatsbl Augenheilkd 182:41–45

46. Severin M, Konen W, Neubauer H, Kilp H (1985) Keratoplasty in eczema patients. Proceedings of the VIIth congress of European Society of Ophthalmology, pp 367–368

47. Stern GA, Killingsworth DW (1989) Complications of topical antimicrobial agents. Int Ophthalmol Clin 29(3):137–142

48. Sugar A, Bokosky JE, Meyer RF (1985) A randomized trial of topical corticosteroids in epithelial healing after keratoplasty. Cornea 3:268–271

49. Sundmacher R (1983) Orale Acylovin-Therapie virologisch nachgewiesener intraokularer Herpes simplex Virus Infektion. Klin Monatsbl Augenheilkd 183:246–250

50. Sundmacher R, Wolff M (1993) Four years experience with triple procedures in herpes-afflicted eyes. Ger J Ophthalmol 2(2):65–69

51. Sundmacher R, Reinhard T, Heering P (1992) Six years experience with systemic ciclosporin A prophylaxis in high risk perforating keratoplasty patients. Ger J Ophthalmol 1:432–436

52. Weber U, Sundmacher R (1988) Die systemische Acyclovir-Therapie herpetischer Sekundärglaukome. Fortschr Ophthalmol 85:85–87

53. Wheatcroft S, Singh A, Casey T, McAllister J (1992) Treatment of glaucoma following penetrating keratoplasty with transscleral YAG cyclophotocoagulation. Int Ophthalmol 16:397–400

54. Wilson SE, Kaufman HE (1990) Graft failure after penetrating keratoplasty. Surv Ophthalmol 34:325–356

Sachverzeichnis

Springer-Verlag und Umwelt

Als internationaler wissenschaftlicher Verlag sind wir uns unserer besonderen Verpflichtung der Umwelt gegenüber bewußt und beziehen umweltorientierte Grundsätze in Unternehmensentscheidungen mit ein.

Von unseren Geschäftspartnern (Druckereien, Papierfabriken, Verpackungsherstellern usw.) verlangen wir, daß sie sowohl beim Herstellungsprozeß selbst als auch beim Einsatz der zur Verwendung kommenden Materialien ökologische Gesichtspunkte berücksichtigen.

Das für dieses Buch verwendete Papier ist aus chlorfrei bzw. chlorarm hergestelltem Zellstoff gefertigt und im pH-Wert neutral.